CARACTÈRES

QUI ÉTABLISSENT LA

VIABILITÉ CHEZ LES NOUVEAU-NÉS

AU POINT DE VUE DE LA MÉDECINE LÉGALE

MÉMOIRE ADRESSÉ A LA SOCIÉTÉ DE MÉDECINE DE BORDEAUX
POUR LE CONCOURS DE 1868

PAR LE Dr GÉRY PÈRE, DE PARIS

Médecin de l'état civil du 11e arrondissement de Paris; Membre de la Commission d'hygiène du 5e arrondissement;
Membre de la Société de médecine de Paris, de la Société médico-chirurgicale, de la Société de médecine légale;

Lauréat (médaille d'or) et Membre correspondant de la Société de médecine de Bordeaux, etc.

Idem est non nasci et non posse vivere.

PARIS
ADRIEN DELAHAYE, LIBRAIRE-ÉDITEUR
PLACE DE L'ÉCOLE-DE-MÉDECINE
1869

CARACTÈRES

QUI ÉTABLISSENT

LA VIABILITÉ CHEZ LES NOUVEAU-NÉS

AU POINT DE VUE DE LA MÉDECINE LÉGALE

Nous pensons qu'en précisant ainsi les termes de la question qu'elle met au concours, la Société de médecine de Bordeaux a voulu que ceux qui répondraient à son appel comprissent bien que c'est surtout des caractères constitutifs de la viabilité qu'ils auront à s'occuper, qu'ils devront en donner une définition précise et la description aussi complète que possible des caractères propres à l'établir. Tel est, du moins, le sens que nous attachons à la question posée par l'honorable Société.

Notre travail aura pour objet d'exposer les caractères essentiels qui constituent la viabilité. Mais, avant d'aborder cette partie capitale, dont une démonstration satisfaisante serait la solution du problème à résoudre, nous croyons, sans vouloir faire l'historique de la *viabilité,* devoir cependant donner la définition de ce mot, et exposer à ce sujet quelques généralités qui nous amèneront naturellement à parler des *nouveau-nés,* et, par suite, à décrire les caractères que nous avons à signaler.

CHAPITRE Ier.

DE LA VIABILITÉ.

La viabilité est une question des plus intéressantes en médecine légale; elle est, en quelque sorte, le pivot sur lequel roule la jurisprudence civile en ce qui concerne les nouveau-nés. Elle a aussi son importance en jurisprudence criminelle; mais, ici, elle n'est qu'accessoire et n'est pas nécessaire pour établir le fait criminel. Mais, comme il est bien rare que, dans une enquête judiciaire sur un cas d'infanticide, la question de *viabilité* ne soit pas posée au médecin chargé de l'examen du corps de l'enfant, nous regardons comme chose indispensable de bien préciser la signification et la valeur de ce mot.

La viabilité est une des questions qui, dès l'antiquité, ont eu le privilége d'occuper la législation et la jurisprudence, et sur laquelle l'opinion des juristes n'est pas encore unanime.

DÉFINITION. — « *Un nouveau-né est viable, en sens médical* (dit Casper), *si, par son âge et par la conformation de ses organes, il peut vivre* extrà utero. »

Il est aujourd'hui superflu de démontrer combien étaient illusoires et peu propres à constater la viabilité de l'enfant naissant l'édit de Justinien publié en 530, les Capitulaires de Dagobert, de 630, et même l'ordonnance de Louis IX. Ce n'est pas par des signes insuffisants, pris isolément et même collectivement; ce n'est pas d'après un seul signe, même valable par sa nature, qu'on peut légalement se prononcer sur l'existence de la vie d'un enfant; il faut, pour cela, l'ensemble, le concours simultané de tous.

Caractères généraux de la viabilité du nouveau-né.

Pour citer d'abord quelques signes affirmatifs fournis par l'enfant vivant, nous dirons que c'est par la couleur rosée et la chaleur de la peau, par la liberté et la plénitude de la respiration, par les cris aigus et soutenus, réunis aux mouvements du cœur et des membres, à leur persistance pendant un certain temps et non pas pendant quelques minutes seulement, que l'on peut reconnaître et constater la viabilité de l'enfant naissant.

Nos lois actuelles ne demandent pas seulement, pour l'ordre des successions, que l'enfant soit né *vivant;* il faut encore qu'il soit né *viable,* c'est-à-dire apte à conserver son existence. En présentant cet article à la sanction du Corps Législatif (sous le premier Empire), et pour ne laisser aucun doute sur la véritable acception qu'il convient d'attacher à ce mot, M. le conseiller d'État Bigot de Préameneu, orateur du gouvernement, ajoutait expressément : « L'enfant vivait dans le sein de sa mère; cette existence peut se prolonger pendant un nombre de jours indéterminé, sans qu'il soit possible qu'il la conserve; et c'est cette possibilité de parcourir la carrière ordinaire de la vie qu'on entend par l'expression *naître viable.* »

Il ne faut donc pas confondre deux choses que la loi distingue essentiellement; et parce qu'en naissant, l'enfant aura respiré plus ou moins incomplètement, aura jeté quelques cris, exécuté divers mouvements, et même donné des signes évidents de vie une ou deux heures après sa naissance, il ne faut pas en conclure qu'il puisse et doive être déclaré viable et habile à succéder : car, suivant son étymologie et sa véritable valeur, le mot *viabilité,* qui est dérivé du latin *via,* voie, chemin ou carrière, est généralement et uniquement adopté en jurisprudence et en médecine légale pour désigner, non pas seulement la *vie actuelle,* mais encore et surtout l'aptitude de l'enfant naissant à conserver la vie et à acquérir ainsi les conditions civiles qui le rendent propre à faire partie de l'état social.

D'après ce qui vient d'être exposé, et surtout d'après le texte de la loi, qui déclare (art. 745) incapable de succéder l'enfant qui n'est pas né viable, et répète (art. 906) que la donation ou le testament n'auront leur effet qu'autant que l'enfant sera né *viable*, il ne suffit pas que l'on ait pu apercevoir chez l'enfant naissant des pulsations dans le cordon ombilical, des battements du cœur, quelques faibles mouvements des lèvres, des membres, des essais ou efforts de respiration, pour le déclarer apte à succéder, ainsi qu'on l'a fait pendant longtemps, d'après l'édit de Justinien; il ne suffit pas non plus que l'enfant ait respiré pendant quelques minutes, ni même pendant une heure, comme l'indique le capitulaire de Dagobert; ni même crié, comme le veut l'ordonnance de Louis IX; mais encore il est absolument nécessaire que la vie soit entière, soutenue, et que l'on puisse avoir l'espérance bien fondée qu'il la conservera pendant un temps assez long.

Répétons-le donc : pour qu'il jouisse de ses droits, il ne suffit pas que l'enfant soit né *vivant*, il faut qu'il soit né *viable;* c'est là l'opinion de tous les législateurs, résumée en ces termes par Sikora (*Conspectus medicinæ legalis*, Pragæ, 1780), qui dit expressément, à la page 27 : « *Partus vitalis est qui non vivus tantùm editur, sed etiam vivere et in vitam potest conservari.* »

Plus explicite encore, Teichmeyer avait dit avant lui, dans ses *Institutiones medicinæ legalis* (Jenæ, 1762, pages 56 et 57) : « Vivus *partus dicitur qui vivus excluditur, et exclusus, per aliquot momenta diesve in vitâ potest subsistere.* Vitalis *ille dicendus est qui non vivus tantùm editur, sed in vitâ perfectè potest subsistere.* »

Telle est aussi l'opinion de nos auteurs de médecine

légale, et, pour n'en citer que deux des plus recommandables par leur science et leur honorabilité, celle qu'ont toujours professée Marc et mon vénéré maître Capuron.

Telle est, en résumé, la disposition des articles 725 et 906 du Code civil, selon laquelle l'enfant qui naît avec des signes de *vie* n'est pas réputé avoir vécu, au moins pour la succession, s'il n'est pas né viable ; ou, en d'autres termes, en matière de successibilité, on ne doit faire aucune différence entre l'enfant venu sans vie (mort-né) et l'enfant qui naît pour mourir, ainsi que le disent les jurisconsultes, d'après lesquels j'ai pris l'épigraphe de ce mémoire : « *Idem est non nasci et non posse vivere;* et c'est avec raison encore qu'ils disent, dans ce cas : « *Fuit quasi non fuisset, de utero ad tumulum translatus.* »

Nous nous sommes peut-être étendu sur le chapitre de la *viabilité* plus que ne semble le comporter le texte de la question; mais nous avons cru ne pas nous écarter de notre sujet en donnant quelques développements à une expression qui en est la base, et nous avons en même temps mis en lumière quelques-uns des caractères que doit avoir le *nouveau-né* pour être *viable*.

CHAPITRE II.

DU NOUVEAU-NÉ.

Avant d'entrer dans l'énumération de ces caractères, nous croyons qu'il est nécessaire de dire ce qu'on doit entendre par ces mots *nouveau-né*, et *quel est le laps de temps pendant lequel l'enfant doit être considéré comme nouveau-né*.

Cet état n'est, en effet, que transitoire, et doit avoir des limites assez restreintes. Mais encore faut-il, pour justifier son titre, que le nouveau-né ait vécu pendant un espace de temps suffisant pour que les organes de la vie extérieure aient pu fonctionner complètement et établir ainsi la viabilité de l'enfant, qui, dès lors, si son existence se prolonge, ne doit plus être considéré comme *nouveau-né*, il a fait ses preuves de viabilité *ipso facto;* car, si un enfant peut naître vivant et n'être pas viable, la réciproque n'existe pas. Celui qui n'est pas né viable ne peut vivre dans le sens légal du mot; et par cela même que l'enfant prolonge son existence, il donne la preuve qu'il possède les caractères de la viabilité. Il en est de la vie comme du mouvement : ils se prouvent par eux-mêmes.

Les codes des divers États ne sont pas d'accord sur la durée qui doit être assignée à l'état de nouveau-né; et, par suite, la jurisprudence n'est pas identique; elle ne l'est même pas dans chaque État : l'interprétation de la loi est variable selon l'opinion des juges.

En France, le Code civil (art. 55) fixe à trois jours le délai accordé pour faire à la mairie la déclaration de la naissance de l'enfant. Ce terme est admis en principe par des jurisconsultes et les codes de quelques États : ainsi, le code de Bavière (1813, art. 242), le code d'Oldenbourg (art. 169) appellent nouveau-né l'enfant qui n'a pas trois jours révolus; le code de Wurtemberg (1839, art. 9) et les codes de Saxe et de Brunswick donnent le nom de nouveau-né à l'enfant qui n'a pas vécu vingt-quatre heures; le code prussien restreint encore davantage la durée du titre de nouveau-né, et ne l'accorde que pendant et immédiatement après la naissance, c'est-à-dire pendant que l'enfant est encore *sanguinolentus cruentatus*. Les célèbres criminalistes allemands Tittman et Stubel assignent également vingt-quatre heures à l'état de nouveau-né, et celui-ci, d'après eux, doit être regardé comme mort-né s'il meurt avant l'expiration de ce délai. La même condition se trouve aussi, sinon dans la loi, mais dans les coutumes anglaises, en ce qui concerne la jurisprudence criminelle.

La question des nouveau-nés est d'une haute importance en médecine légale. Elle a été traitée, tant en France qu'à l'étranger, par les médecins les plus versés dans les études médico-légales; et, pour ne citer que quelques noms, nous rappellerons ceux de Chaussier, Ollivier (d'Angers), et M. Devergie. Dans un mémoire publié en 1836, Ollivier proposait comme base déterminante de l'âge du nouveau-né la chute du cordon ombilical, et, comme conclusion, il demandait que le deuxième paragraphe de l'article 300 du Code pénal fût rédigé ainsi : « L'enfant est considéré comme *nouveau-né* pendant les huit premiers jours de son existence. »

Dans le même temps que paraissait chez nous le mémoire remarquable d'Ollivier (d'Angers), M. Froriep (de Berlin) publiait dans cette ville un travail sur le même sujet, et prenait également pour base des limites séparatives de l'enfant proprement dit et du nouveau-né la chute du cordon ombilical.

Se préoccupant peu de fixer le sens du mot *nouveau-né,* le célèbre professeur de la Faculté de médecine de Paris, M. Tardieu, ne voit « aucun inconvénient à s'en tenir, sinon à l'arbitraire, du moins à la libre interprétation de la loi. » Tout en reconnaissant que le caractère d'identité qu'aurait voulu faire prévaloir Ollivier ne pouvait guère être mieux choisi, il ne l'adopte cependant pas, par la raison que la chute du cordon n'a pas de limites fixes, et que, si l'on veut remédier au vague de la loi, il ne faut pas prendre pour base quelque chose de variable et d'inconstant. Nous dirons plus loin quels signes précieux peut fournir l'appareil ombilical pour la détermination de l'âge de l'enfant.

Ne voulant pas d'une définition pour le mot *nouveau-né,* M. Tardieu regarde comme suffisante, puisqu'elle est *très-claire* et *très-pratique,* celle qu'a donnée la Cour de cassation dans son arrêt interprétatif du mois de décembre 1835, en disant que « le *nouveau-né* est l'enfant au moment où il vient de naître, ou dans un temps très-rapproché de celui de sa naissance. »

Voilà la définition suprême du mot *nouveau-né*, puisque c'est celle qu'adopte la Cour de cassation; c'est donc celle à laquelle nous devons nous en tenir, bien qu'elle nous semble peu explicite. Disons cependant qu'un enfant qui aurait dépassé un certain nombre de jours ne serait pas reconnu comme *nouveau-né;* et, tant en Belgique qu'en France, des enfants âgés de quinze et même de quatorze jours n'ont plus été qualifiés de *nouveau-nés* par les cours d'assises.

Au surplus, ainsi que nous allons le démontrer, le médecin n'a pas à se préoccuper de déterminer d'une manière absolue le temps pendant lequel l'enfant doit être considéré comme *nouveau-né*, quelle que soit la jurisprudence devant laquelle il est appelé à déposer.

S'agit-il d'une affaire civile — et c'est là le cas le plus ordinaire, puisque la naissance d'un enfant qui survit, même peu de temps, à son père ou à sa mère, peut apporter des changements dans l'ordre des successions ou des donations : — les intérêts de deux familles sont le plus souvent en opposition, et donnent lieu à des contestations pour la solution desquelles le médecin est requis par l'autorité judiciaire; — eh bien! dans ce cas, il n'est pas difficile de savoir combien de temps a vécu l'enfant issu d'un mariage légitime; il est bien rare que l'accouchement ait eu lieu sans témoins; et alors même que l'enfant n'a pas été déclaré à l'état civil, des personnes qui ont assisté à l'accouchement peuvent, dans l'immense majorité des cas, attester la date de la naissance de l'enfant.

Il est des circonstances, cependant, dans lesquelles le témoignage des assistants n'est pas valable, en ce qu'ils sont intéressés dans la question : tel est le cas qui s'est présenté en 1818 devant le Sénat de Turin, et pour lequel, deux ans plus tard, en 1820, des professeurs de cette Faculté firent appel, en dernier lieu, aux lumières des savants professeurs de Strasbourg, Lobstein, Flamant, Tourdes et Fodéré, qui déclarèrent *non viable* une petite fille extraite vivante, par l'opération césarienne, du sein de la mère, au dernier terme de la grossesse. Le rapport du médecin établissait la viabilité sur des documents insuffisants; l'enfant ne vécut que treize à quatorze minutes; il n'y eut pas d'autopsie, et, malgré la gravité du cas, il n'y avait eu d'autres témoins de l'opération que le chirurgien et le mari, qui avait tenu la lumière.

Nous dirons plus loin qu'il ne faut pas s'en tenir aux documents extérieurs, si l'enfant est mort; il est indispensable, en pareil cas, de faire l'autopsie. Quant aux témoignages, le médecin n'a pas à s'en préoccuper : il est le plus souvent appelé à les contrôler par les faits qu'établit son rapport.

L'âge de l'enfant, au surplus, n'est pas ici la question dominante. Si l'enfant a vécu un certain temps, et s'il a succombé à l'une des nombreuses maladies auxquelles il est exposé dès sa naissance, il n'en a pas moins fait preuve de viabilité; et alors ce n'est plus l'existence de celle-ci que le médecin-expert aura à établir, mais bien celle de la maladie à laquelle l'enfant a succombé.

Que si, au contraire, l'enfant n'a vécu que peu de temps, c'est de la *viabilité,* et de la *viabilité* seule, que le médecin doit s'occuper; tout le procès est là; et du rapport de l'expert dépend la solution du litige. Avons-nous besoin de dire combien est grande, en pareil cas, la mission de l'homme de l'art? Mais combien est grande aussi sa responsabilité! Nous n'insisterons pas là-dessus; mais nous y trouvons l'occasion naturelle de rendre hommage à la Société qui a mis à l'étude une question d'un si haut intérêt.

Ainsi donc, dans l'un comme dans l'autre de ces cas, l'âge du nouveau-né n'est pas d'une valeur absolue pour l'expert; mais il est un des premiers documents qui doivent figurer dans son rapport et contribuer à fixer son opinion.

En matière criminelle, au contraire, et à l'inverse de la jurisprudence civile, la *viabilité* n'est que d'une importance accessoire et presque nulle, tandis que l'état de nouveau-né a, dans l'espèce, une notable importance, sinon pour l'établissement du fait en lui-même, mais du moins pour l'application de la pénalité : car le meurtre d'un enfant nouveau-né, ou infanticide, qualifié par la loi d'assassinat, est puni de mort; tandis que, selon les cas, le meurtre d'un enfant qui n'est plus considéré comme nouveau-né peut n'être puni que de la peine des travaux forcés.

De ce que nous venons de dire, il résulte évidemment que le mobile qui doit diriger le médecin-expert dans les investigations médico-légales auxquelles il doit se livrer pour faire son rapport, n'est pas le même selon la jurisprudence à laquelle il a affaire. Quoi qu'il en soit, passant des généralités à l'examen détaillé des questions dont il y a à s'occuper selon la jurisprudence devant laquelle on se trouve, nous tâcherons de le mettre à même d'avoir des notions précises sur les points essentiels, affirmatifs ou négatifs, sur lesquels il doit insister, et dont il doit démontrer l'existence ou l'absence.

CHAPITRE III.

RENSEIGNEMENTS FOURNIS PAR LE CORPS DE L'ENFANT MORT.

Après être resté jusqu'ici dans la partie biologique de notre sujet, nous allons aborder à présent la partie *thanatologique*. C'est dans cette partie que nous trouverons la solution de toutes les questions auxquelles le médecin-expert peut avoir à répondre, et c'est là aussi que nous-même, en particulier, nous trouverons la réponse au sujet de notre travail.

La première chose à examiner pour établir si le nouveau-né était viable, — car, encore une fois, s'il est vivant, s'il a une vie pleine et entière, il n'est pas besoin de preuves; — mais, quand il s'agit du cadavre d'un enfant, la première chose à établir pour affirmer la viabilité, c'est de s'assurer s'il est né à terme, ou, du moins, très-près de cette époque.

En matière civile, on peut, dans le plus grand nombre des cas, se procurer des renseignements sur la date de la grossesse; mais nous savons tous que ces renseignements ne peuvent jamais avoir une précision rigoureuse, même dans les cas où aucun mobile intéressé ne dirige les personnes qui les donnent.

En matière criminelle, la chose est plus difficile : la mère, qui est ordinairement la coupable, prétendant toujours qu'elle n'a donné la vie qu'à un fœtus mort ou à un enfant né avant terme. A quelque jurisprudence qu'on ait affaire, il est de première nécessité d'établir l'âge de l'enfant; nous venons d'en donner la raison en matière criminelle. Le déni de paternité, en matière civile, rend indispensable, dans l'espèce, la fixation de l'âge intra-utérin du nouveau-né. Mais n'ayant pas à traiter ici cette question, nous ne faisons que l'indiquer en passant. Du reste, le médecin doit s'astreindre à ne dire que ce qu'il a vu et observé; et, bien qu'il doive, en médecine légale, éclairer la justice en déduisant des faits observés par lui les conséquences qui en découlent, il doit toujours rester neutre entre l'accusation et la défense.

La constatation de l'âge de l'enfant est donc essentielle dans tous les cas, et, d'après notre programme, elle est indispensable pour l'affirmation ou la négation de la viabilité, puisque les codes de tous les pays fixent d'une manière précise l'âge utérin que doit avoir le nouveau-né pour être déclaré à terme, c'est-à-dire viable.

En France, le Code civil fixe à cent quatre-vingts jours, ou six mois, le terme auquel le fœtus, expulsé vivant, peut légalement être déclaré viable. Plus conforme à la loi naturelle, et plus explicite que le Code d'instruction criminelle du même pays, qui ne parle pas de *viabilité*, le Code civil prussien emploie le mot, et fixe à sept mois, ou deux cent dix jours, la viabilité du nouveau-né. Ce terme nous paraît plus rationnel, car, avant sept mois, il peut naître des fœtus qui vivront pendant quelques heures, quelques jours même; mais ceux qui naissent dans ces conditions, étant le produit d'un accouchement prématuré, ne peuvent guère vivre, dans le sens légal du mot. Nous avons peine à admettre, avec certains auteurs, un développement tellement précoce qu'ils soient dès cette époque en état de viabilité, et nous ne craignons pas de nous avancer trop en disant que, si on en observe, *apparent rari*, nous ajouterons même *rarissimi*.

Voulant nous renfermer dans des limites aussi restreintes que possible, et pensant en cela nous conformer à la pensée des auteurs de notre question, nous nous abstiendrons de faire l'énumération de signes stériles, inutilement reproduits par les auteurs qui les ont transcrits sans en discuter la valeur. Négligeant à dessein les indications secondaires et sans objet, nous nous attacherons seulement aux signes qui peuvent fournir des notions positives et faciles à retenir.

« Les caractères de l'enfant né à terme, dit M. Tardieu, sont de trois ordres; ils se déduisent : 1° du développement général du corps de l'enfant; 2° de l'état du tégument externe; 3° du degré de l'ossification. »

1° Le *développement général* du corps de l'enfant ne suffit pas à lui seul pour en établir la maturité, dit avec raison le même auteur; mais il constitue un document d'une grande importance, et il faut le considérer dans ses éléments principaux, à savoir : dans le poids du corps, la taille, et les dimensions de certaines parties.

Poids du nouveau-né à terme. — Il est à peine besoin de faire remarquer que le poids des nouveau-nés est variable selon leur force et leur constitution individuelle; mais il est des limites en plus ou en moins tellement générales, qu'on peut en déduire des moyennes propres à fournir des données exactes et d'une valeur réelle.

Ne jugeant pas à propos de reproduire ici les chiffres fournis par un grand nombre d'auteurs, nous nous en tiendrons à citer ceux de deux célébrités contemporaines, Casper et M. Tardieu. Le premier, sur 247 enfants, trouve une moyenne de 3k716 pour les garçons, au nombre de 130, et de 3k400 pour les filles, au nombre de 117. Avec la grande majorité des auteurs modernes, Casper adopte, comme moyenne générale, le chiffre de 3k500. — Les observations de M. Tardieu, prises sur des relevés faits à la Maternité de Paris par Mme Alliot, sage-femme en chef, portent sur le chiffre imposant de 4,104 enfants, 2,208 garçons et 1,896 filles. Ils donnent également pour moyenne générale le chiffre de 3k500. Une légère différence en plus, en faveur des garçons, se retrouve également dans les tableaux du médecin français comme dans ceux de Casper.

Il ne sera peut-être pas sans intérêt de rapprocher de ces chiffres actuels, pour ainsi dire, ceux qui se trouvent dans un tableau fourni en 1803 par les hospices de Paris et rédigé alors par Camus : sur 1,541 enfants pesés à leur naissance, et paraissant tous être nés à terme, la moyenne générale fut, comme de nos jours, de six à sept livres.

Le rapprochement des chiffres de 1803 de ceux de Casper et de M. Tardieu est d'un haut intérêt par sa parfaite concordance avec ceux-ci; et cette concordance est d'autant plus significative, que ces relevés ont été faits à deux époques séparées par un intervalle de plus de cinquante ans.

Mais il ne suffit pas de connaître le poids moyen du nouveau-né; il est nécessaire d'en connaître les *maxima* et surtout les *minima*. Casper cite un seul enfant (m.) du poids de 5 kilog.; en tête du tableau de M. Tardieu figure un garçon de 5k300. Mais ce sont là des poids exceptionnels, car, sur 4,000 enfants, il n'y en a que 20 qui excèdent le poids de 4k500. Ces chiffres, qui sont très-rares, comme on le voit, ne sont ici que d'un médiocre intérêt; mais leur opposé, le *minimum,* qui se rencontre plus communément, est, au contraire, d'une grande importance; c'est un signe d'une grande valeur, car il peut, presque à lui seul, établir l'âge du fœtus et faire admettre ou rejeter une paternité contestée.

On ne peut pas admettre que le poids d'un enfant à terme s'abaisse au-dessous de 2 kilogrammes; Casper le fixe à 2k500; et ce n'est qu'en cas de maladie du fœtus ou de grossesse gémellaire que le poids du nouveau-né peut descendre à 1,200 grammes.

2° *Taille du nouveau-né.* — La taille doit être notée aussi; elle nous paraît même avoir une valeur plus significative que le poids pris d'une manière absolue. N'est-il pas évident, en effet, que, d'après les chiffres que nous venons de citer, l'enfant qui, né à terme, pesait 5 kilog., et même ceux du poids de 4k500, devaient, au terme de six mois, peser presque autant que les enfants du poids minimum nés à terme? Et cependant, ceux-ci étaient plus viables, en ce que ce ne sont pas les organes essentiels à la vie qui augmentent le poids, mais bien les os, les tissus cutané, musculaire, graisseux, etc.

Il n'y a pas dans la taille autant de variabilité que dans le poids. Ainsi, la longueur moyenne généralement adoptée pour la totalité du corps d'un enfant à terme est, pour M. Tardieu, de 50 à 52 centimètres, et, pour Elsässer, de 50 à 51 centimètres. Ce dernier auteur donne pour maximum et minimum 65 et 40; ces deux limites sont, pour le professeur de Paris, 58 et 46. On voit tout de suite, en rapprochant les moyennes des extrêmes, que la différence est bien loin d'être, pour la taille, ce qu'elle est pour le poids, et qu'on doit, par conséquent, attacher plus d'importance à la première qu'au second, dans leur valeur relative, pour la détermination de l'âge utérin du nouveau-né. Le sexe aussi n'a pas ici la même influence que dans le paragraphe précédent, et n'offre pas de différence sensible.

Un jeune confrère, M. Letourneau, a proposé de substituer à la mensuration de longueur en totalité, des mensurations partielles. Nous pensons, quant à nous, que des mesures multiples seraient plus sujettes à erreur qu'une seule. Les mesures que propose M. Letourneau peuvent être utiles dans certains cas d'infanticide; mais ici elles ne sont pas nécessaires. Il est une mesure, cependant, qui ne doit pas être négligée : c'est celle de la tête du nouveau-né à terme. D'après M. Tardieu, la mesure du diamètre occipito-frontal est de 11 centimètres à 11c5, et le diamètre bipariétal de 9 centimètres à 9c5. Casper n'a sans doute observé que des enfants peu forts, car il donne 1 centimètre de moins pour chaque diamètre. Ni l'un ni l'autre de ces auteurs n'attache d'importance réelle au point d'insertion du cordon ombilical; cependant, il ne faut rien négliger dans un rapport, surtout devant les tribunaux; nous ne sommes plus là entre nous, et une omission sans importance pour le médecin peut en avoir une grande aux yeux des juges ou des jurés par cela même qu'on n'a pas noté un détail usuel. Il est donc utile de ne pas oublier que cette insertion se trouve un peu au-dessous du milieu de la longueur totale du corps chez un enfant à terme; en sorte que la moitié supérieure du corps a une longueur de 2 à 3 centimètres de plus que la moitié inférieure, suivant Elsässer. M. Tardieu n'admet que 1 à 2 centimètres au plus de différence.

3° Le médecin-expert ne doit pas négliger la description de l'état de la peau, non plus que l'étude des degrés d'ossification. Pour faciliter cette étude et donner des notions précises sur les caractères essentiels, nous allons copier, sur un tableau de M. Tardieu, les signes principaux que présente le fœtus aux différents âges de la vie intra-utérine; mais, ne voulant nous occuper que de ce qui est afférent à notre sujet, nous ne prenons que la dernière période de la vie intra-utérine, c'est-à-dire celle où le fœtus a atteint le développement propre à l'état viable; nous y ajouterons cependant les attributs du cinquième mois, en raison d'une remarque de Casper que nous indiquerons tout à l'heure.

TABLEAU

indiquant les caractères du fœtus du cinquième au dernier mois de la vie intra-utérine.

AGES	DÉVELOPPEMENT GÉNÉRAL DU CORPS		ÉTAT DU TÉGUMENT EXTERNE	DEGRÉ DE L'OSSIFICATION
	TAILLE	POIDS		
Du 5e au 6e mois.	25 à 30c	250 à 400gr	Poils apparaissant sur les membres.	Noyaux osseux de l'astragale et du corps du pubis.
Du 6e au 7e mois.	30 à 35c	500 à 1000gr	Poils aux mains et aux pieds. Membrane pupillaire commençant à disparaître.	Trois ou quatre noyaux osseux au sternum.
Du 7e au 8e mois.	35 à 40c	1k à 1k 500	Peau ayant perdu sa transparence. Épiderme distinct. Couleur blanc rosé.	
Du 8e au 9e mois.	40 à 45c	1k 500 à 2k 500	Peau se couvrant d'un enduit sébacé. Ongles n'arrivant pas à l'extrémité des doigts.	Ossification des dernières vertèbres du sacrum.
A terme..........	45 à 50c	3k à 3k 500	Peau couverte d'un enduit sébacé plus épais. Membrane pupillaire complètement disparue. Ombilic un peu au-dessous de la moitié de la longueur du corps.	Noyaux osseux de l'épiphyse condylienne des fémurs. Cloisonnement complet circonscrivant quatre alvéoles au maxillaire inférieur.

Ainsi que le dit avec raison l'auteur du tableau, celui-ci n'a pas besoin de commentaires; mais il n'est peut-être pas sans utilité de mettre en relief quelques-unes des indications qui y sont contenues, sans être explicitement développées. Ainsi, d'après Casper, à partir du cinquième mois de la vie fœtale, si l'on divise par 5 le chiffre de la longueur totale du corps, le quotient reproduit exactement l'âge du fœtus. Cette énonciation de Casper vient confirmer ce que nous avons dit de la valeur respective de la taille et du poids du nouveau-né comme signes de maturité. Les chiffres du tableau mettent aussi en évidence la progression rapide du poids du fœtus dans les derniers temps de la gestation.

« A dater du sixième mois, la peau devient blanche et acquiert progressivement plus de fermeté et d'élasticité; l'épiderme s'épaissit et se complète par le développement des ongles; la peau se recouvre d'un enduit sébacé. On peut dire que ce développement et cette formation perfectionnés du tégument externe constituent une condition essentielle de vie pour le nouveau-né, et mesurent, en quelque sorte, le degré de résistance qu'il est capable d'offrir aux influences extérieures lorsqu'il sera sorti du sein de sa mère. »

Nous avons transcrit textuellement les paroles de M. Tardieu; nous n'avons pas besoin d'en faire ressortir l'importance. Quant aux notions que peuvent fournir les divers degrés d'ossification, le même auteur trouve qu'en général on a exagéré les indications anatomiques, et que des recherches nombreuses ne sont pas toujours possibles en médecine légale, tandis que celles qui sont contenues au tableau cité ont l'avantage d'être peu nombreuses, rigoureusement vraies, de s'appliquer à des os dont l'examen est facile, et qu'elles sont suffisantes. Il est une mesure surtout sur laquelle nous ne saurions trop insister; elle est de première importance, et fournit le signe le plus positif et le moins variable, non-seulement sur l'âge utérin du nouveau-né, mais elle indique encore si celui-ci a vécu de la vie indépendante : c'est le point d'ossification de l'extrémité inférieure des fémurs. Nous en parlerons plus en détail dans le résumé que nous donnerons des signes énoncés dans ce mémoire.

Mais, dans la question qui nous occupe, il ne suffit pas d'étudier abstractivement les organes du nouveau-né; il faut s'assurer si ceux qui sont essentiels à la vie extérieure sont entrés en action, et rechercher les traces matérielles qu'ont pu laisser sur le cadavre le jeu de ces organes et l'établissement des fonctions nécessaires à l'entretien de la vie extra-utérine.

Cette étude est indispensable pour répondre à cette question : *L'enfant est-il né vivant?* Question capitale en matière criminelle, et qui n'est pas sans intérêt en matière civile; car, dans certains cas, le médecin peut avoir à se prononcer sur cette question.

Il est évident qu'il faut d'abord et avant tout s'assurer si on a affaire à un enfant mort-né ou à un enfant né vivant. Nous ne croyons pas devoir décrire ici les signes caractéristiques de l'enfant mort-né; qui ne les connaît? D'ailleurs, l'étude que nous allons faire des organes intérieurs du nouveau-né établira encore la différence de celui-ci à l'autre, en tenant compte, en même temps, de ce que nous avons déjà dit de l'enfant nouveau-né vivant.

Il faut ici, comme disent les juristes, avoir recours *juvantibus et lædentibus* pour arriver à recueillir des indications précises et péremptoires; et comme, avant tout, le médecin ne recherche que la vérité, il aura à noter les signes négatifs tout aussi bien que les affirmatifs; et, dans l'espèce, les preuves négatives sont peut-être celles qui fournissent les documents les plus précieux.

Signes de vie tirés de l'établissement de la respiration.

Les signes les plus importants à rechercher sont ceux

que fournit l'établissement de la respiration ; ils sont les plus constants et permettent d'établir avec certitude que l'enfant a vécu.

Quelque court que soit, en effet, l'intervalle qui sépare la naissance de l'enfant né vivant de celui où il périt par suite d'un crime ou d'une mort accidentelle, la vie nouvelle dont il a joui laisse son empreinte dans les organes respiratoires. La première inspiration du nouveau-né *précède* immédiatement son premier cri, et imprime de profondes modifications dans l'état des poumons en y faisant pénétrer l'air pour la première fois. C'est donc, comme le dit avec raison M. Tardieu, un signe capital que fournit à la médecine légale la comparaison des poumons avant et après l'établissement de la respiration. De là ressort la preuve que l'enfant a ou n'a pas respiré.

Voussure du thorax. — Il semble, au premier abord, que le thorax d'un enfant qui a respiré, et dont les poumons ont été, par conséquent, remplis par de l'air et du sang, doit avoir augmenté de volume et offrir un aspect plus bombé et plus large. On trouve dans les auteurs de nombreux tableaux de mensuration du thorax; mais ces caractères sont essentiellement relatifs, et les deux professeurs de médecine légale de Paris et de Berlin ne leur accordent aucune valeur. Le dernier résume ainsi son opinion :

La voussure de la poitrine comme signe diagnostique n'a aucune espèce de valeur en elle-même. Elle est, ajoute-t-il, sujette à des variations qui tiennent à plusieurs causes et ne permettent pas d'admettre une moyenne sérieuse, telles que les différences de conformation du squelette, d'épaisseur des parties molles, graisse et muscles, la plus ou moins grande distension de la poitrine causée par la respiration plus ou moins complète, enfin la plus ou moins grande quantité d'air entré dans les poumons.

La conformation elle-même du thorax ne permet pas d'attacher une grande importance à sa voussure, ni aux diverses mensurations qu'on peut en faire. En notre qualité de médecin de l'état civil, nous avons occasion de voir chaque semaine plusieurs enfants mort-nés ou nouveau-nés; nous avons toujours, et ce depuis vingt ans, porté une attention spéciale sur cette partie de notre service; nous avons souvent opéré des mensurations dont nous ne parlons que pour dire que nos moyennes sont exactement en rapport avec celles de Casper et de M. Tardieu; mais nous voyons souvent des fœtus mort-nés dont le diamètre antéro-postérieur du thorax est plus grand que celui de nouveau-nés à terme également, bien qu'en général celui-ci soit de 1 à 2 centimètres plus long chez l'enfant qui a respiré : cela tient à une conformation particulière qui se retrouve même chez l'adulte. Suivant qu'ils ont été ou n'ont pas été pénétrés par l'air, les poumons présentent des différences essentielles dans leur situation, leur apparence extérieure, leur structure, leur poids et leur volume. Nous allons successivement examiner ces divers caractères.

Mais avant d'entamer la longue discussion que nous devons consacrer aux poumons, organes essentiels et primordiaux de la viabilité, disons un mot d'un organe moins important pour notre sujet, mais qui a sa valeur néanmoins : nous voulons parler du diaphragme.

Situation du diaphragme. — La position du diaphragme est naturellement plus haute pendant la vie fœtale qu'après l'établissement de la respiration. Le point le plus haut de la voûte du diaphragme est, en règle générale, entre la quatrième et la cinquième côte chez les enfants mort-nés, et, chez les enfants nés vivants, entre la sixième et la septième. Casper regarde *la position du diaphragme* comme un bon signe diagnostique; il reconnaît cependant que cette règle n'est pas sans exceptions, et que bien des causes peuvent diminuer la valeur de cette preuve : « 1° Lorsque la respiration a été courte et que peu de sang est entré dans les poumons; 2° lorsqu'il y a des gaz accumulés dans l'intestin qui peuvent refouler en haut le diaphragme; 3° d'un autre côté, le diaphragme peut se trouver refoulé en bas par la pression de gaz putréfiés dans la poitrine. » Il importe donc de tenir compte de ces circonstances dans l'appréciation qu'on a à faire de la valeur de position du diaphragme comme signe diagnostique.

Situation des poumons. — En général, les poumons du fœtus, profondément enfoncés dans la cavité thoracique, ne remplissent que le tiers de cette cavité, de telle sorte qu'ils sont masqués presque continuellement par le thymus et le cœur; tandis qu'après l'acte de la respiration, les poumons dilatés recouvrent en grande partie le cœur et le thymus.

Cette différence d'extension des poumons est un signe important pour savoir si l'enfant a ou n'a pas respiré: mais les cas ne sont pas toujours assez tranchés pour qu'on puisse se prononcer sur la simple inspection oculaire. Au lieu d'une respiration entière ou d'absence complète de respiration, il peut n'y avoir eu qu'une respiration intermédiaire, c'est-à-dire courte et de peu d'étendue; dans ce cas, les poumons n'ont pas ou ont fort peu changé d'état, et peuvent encore se trouver en arrière. Il ne faut, du reste, en aucun cas, attacher une importance absolue à la situation des poumons; il faut en tenir grand compte dans les cas bien tranchés, mais, même alors, il faut avoir recours à d'autres épreuves que nous indiquerons bientôt.

Couleur des poumons. — La parole rend mal les couleurs et surtout leurs nuances; aussi les descriptions des auteurs ne sont-elles pas unanimes sur ce point: mais il est vrai de dire aussi que les poumons du fœtus, ainsi que le font remarquer Orfila et Billard, et que nous l'avons constaté nous-même, présentent des nuances très-variées. On doit d'abord bien se pénétrer de la différence qui existe entre les poumons du fœtus mort-né et ceux du nouveau-né qui a respiré.

« La surface du poumon qui n'a pas respiré est lisse, de couleur variable, quelquefois pâle et d'un blanc blafard à peine teinté de rose, dit M. Tardieu; elle est plus souvent d'un rouge lie de vin, rappelant la couleur de la rate; mais, dans tous les cas, d'une couleur uniforme dans toute son étendue. » Telle est probablement aussi l'opinion de M. Devergie, combattue à tort, selon nous, par Casper. Cet auteur nous paraît émettre une réflexion plus juste quand il fait remarquer que les bords du poumon des mort-nés paraissent d'un rouge plus clair, à cause de l'influence de la lumière. « Lorsqu'ils ont été distendus par l'air, ajoute M. Tardieu, ils ont un tout autre aspect; leur couleur est généralement d'un rose vif, quelquefois rouge, et plus ou moins foncée; mais la teinte n'est jamais égale, et est d'ordinaire nuancée et comme marbrée. »

Il est facile de comprendre que la couleur du poumon sera variable selon que cet organe contiendra plus ou moins de sang, qu'il y aura, par exemple, hypérémie ou anémie.

Casper attache plus d'importance que M. Tardieu aux taches marbrées, et en parle plus longuement. C'est surtout, dit-il, *la présence des taches marbrées qui offre un renseignement pour le diagnostic,* car elle ne se rencontre jamais sur les poumons du fœtus.

D'après ce dernier auteur, les variétés de couleur trouvées sur les poumons des nouveau-nés tiennent soit à des essais d'insufflation, soit à la putréfaction des poumons, soit à un état anémique, après une mort par hémorrhagie. A la suite d'une insufflation qui a bien pénétré, les poumons prennent, dit-il, en se boursouflant, une couleur rouge écrevisse qui s'étale uniformément dans tout le tissu, sans aucune disposition marbrée. La couleur du poumon putréfié à un assez haut degré présente une lividité terne et un peu noirâtre.

Il importe cependant de faire remarquer que les poumons des enfants mort-nés qui ont succombé à une hémorrhagie sont d'un gris pâle, et présentent des marbrures bleues-noirâtres qui ne doivent pas être confondues avec les taches marbrées des poumons qui ont vécu.

(Nous trouvons peu de précision dans les mots taches marbrées, et nous demandons si les mots taches granitiques ne rendraient pas mieux la nuance qu'on a en vue de désigner.)

Des nombreuses observations qu'il a recueillies, Casper conclut que : « *Tout poumon qui se présente avec des taches marbrées a respiré,* » et permet de croire à la vie de l'enfant; mais, sans ces taches marbrées, on ne peut, selon lui, déduire un résultat certain du fond seul de la couleur.

Ce qui vient d'être dit du poumon entier s'applique également aux fractions de poumon, pourvu toutefois que celles-ci ne soient pas trop minimes.

Structure ou consistance du tissu pulmonaire. — Il y a une notable différence entre le tissu du poumon d'un enfant qui n'a pas vécu et celui d'un enfant qui a respiré. Le poumon qui n'a pas respiré forme une masse homogène d'une teinte uniforme, spongieuse, mais non visiblement aréolaire. Le poumon qui a respiré est, au contraire, de couleur variable, et comme marbré, lobulé, vésiculeux, et légèrement crépitant sous le doigt; si on en comprime un fragment incisé, il s'en écoule une espèce d'écume provenant des dernières ramifications bronchiques, l'on sent une petite résistance et une sorte de froissement dû à l'issue de l'air mélangé à des matières liquides.

Il faut cependant, dit avec beaucoup de raison le professeur de Berlin, tenir compte des degrés intermédiaires et des altérations pathologiques, qui rendent cette différence beaucoup moins reconnaissable. Il peut arriver, en effet, que la respiration ait été incomplète, et alors les portions de l'organe dans lesquelles l'air n'a pas pénétré sont restées à l'état fœtal.

Cet état particulier du poumon, désigné par M. Jœrg

et notre regretté Legendre sous le nom d'*atélectasie des poumons,* n'infirme en rien la valeur de la docimasie pulmonaire; il ne fait, au contraire, qu'en constater l'exactitude, puisque, lorsque les poumons sont atélectasiques dans certains points, non-seulement on peut dire que l'enfant a respiré, mais on peut affirmer que cette respiration a été incomplète et de courte durée. Ajoutons encore à l'opinion de Casper, qu'Elsässer, qui a très-bien décrit les différentes formes d'*atélectasie,* fait remarquer que, « lorsque ces lobules fœtaux sont très- » nombreux, il peut être très-difficile de reconnaître si » l'enfant a *vécu,* sans avoir recours à l'épreuve de la » submersion dans l'eau. »

Il est essentiel de ne pas confondre l'atélectasie avec certains états pathologiques qui s'en rapprochent, tels que l'hypérémie du poumon produite par l'asphyxie et la pneumonie; — mais on sait que l'hypérémie donne aux poumons une couleur foncée qui se rapproche de ceux qui n'ont pas respiré; ils ne crépitent pas, et sont plus élastiques que ceux qui ont respiré; — l'hépatisation rouge et grise produite par la pneumonie présente une couleur d'un rouge-violet sale; le tissu pulmonaire se déchire alors facilement, et il y a une exsudation fibrineuse ou albumineuse de ce tissu.

Poids des poumons. — Le poids des poumons augmente considérablement après l'établissement de la respiration, sous la double influence de l'afflux du sang et de l'accès de l'air : c'est là un fait admis et reconnu par tous les auteurs. Ploucquet, sur un petit nombre d'observations (trois seulement), avait fondé une théorie à laquelle on a pendant longtemps attaché beaucoup d'importance et qui a été regardée comme une épreuve indispensable, mais qui, reconnue aujourd'hui erronée et sans valeur, n'est plus admise. Casper dit à ce sujet : « *La règle de Ploucquet est inexacte, et l'épreuve du poids des poumons est sans valeur dans la docimasie pulmonaire.* »

Nous n'insistons donc pas sur cette épreuve, et, sans citer les noms de tous les auteurs qui ont contribué à en démontrer l'inexactitude, nous nommerons cependant Schmidt, Elsässer, Samson, Casper, et l'honorable président de notre Société de médecine légale, M. Devergie. Ce n'est donc que pour mémoire que nous avons parlé de cette épreuve abandonnée.

Nous arrivons maintenant à l'épreuve par excellence, à l'épreuve décisive, pour déterminer à la fois le fait de la respiration et de la vie chez un *nouveau-né*. Cette épreuve est fondée sur l'augmentation de volume que présentent les poumons qui ont respiré, et sur la légèreté spécifique qu'ils ont acquise.

Docimasie pulmonaire.

On désigne par ces mots, dit M. Tardieu, « l'ensemble des constatations dont les poumons des nouveau-nés sont l'objet. C'est surtout, ajoute-t-il, à la docimasie *hydrostatique* qu'il convient de réserver ce nom : celle-ci consiste à éprouver la densité des poumons en les plongeant dans un vase rempli d'eau, à la surface de laquelle ils surnagent s'ils ont respiré, ou dont ils gagneront le fond s'ils sont encore à l'état fœtal. »

Par cela même que la docimasie pulmonaire hydrostatique fournit à la médecine légale un signe de grande valeur, il faut que les résultats de cette épreuve soient à l'abri de toute chance d'erreur et qu'ils ne puissent être contestés ; il faut procéder avec le plus grand soin et avec une sérieuse attention à cette épreuve, qui, du reste, ne présente aucune difficulté dans son exécution.

Il ne s'agit pas là, en effet, des expériences minutieuses et compliquées de la chimie ; les résultats de la docimasie hydrostatique sont faciles à saisir, ils sont apparents, évidents et faciles à obtenir ; aussi M. Tardieu repousse-t-il comme oiseuses les précautions dont quelques auteurs ont voulu la compliquer par les dimensions déterminées du vase ou la température du liquide. En homme pratique, il s'en tient aux moyens simples et à la portée de tous les médecins de la ville ou de la campagne. Comme, tout aussi bien que leurs confrères des villes, ceux-ci peuvent avoir à pratiquer cette opération, nous allons transcrire les préceptes que donne, à ce sujet, le professeur de notre Faculté :

« L'expert doit se procurer un vase plein d'eau, assez large et assez profond pour que les organes que l'on doit y plonger puissent s'y mouvoir librement sans en toucher les parois ni être attirés par elles : un seau ordinaire est parfaitement approprié à l'expérience, et c'est là, considération qui n'est pas à négliger, un ustensile que l'on est assuré de rencontrer partout; même dans les campagnes où le médecin légiste, dénué de toute ressource, a tant de peine à opérer dans des conditions convenables. (A défaut de seau, une terrine peut très-bien être employée; ce vase aussi se trouve dans la plus modeste chaumière.) Le vase, quel qu'il soit, sera rempli d'eau à la température ordinaire. »

Après avoir ouvert la poitrine, et détaché, sans la diviser, la masse des viscères contenus dans la cavité thoracique, on les plonge tous ensemble dans un vase rempli d'eau; et alors l'épreuve commence immédiatement, car, de deux choses l'une, ou la masse va surnager, ou elle ira au fond et restera submergée.

Nous allons étudier ces deux circonstances et en déduire les causes. Mais avant de parler des résultats de la docimasie, nous devons dire que, si les épreuves hydrostatiques ne présentent en elles-mêmes aucune difficulté, il est important néanmoins de ne négliger aucun des temps dont elles se composent. Ainsi, après le premier temps, qui consiste à plonger dans l'eau la masse entière des organes thoraciques, il ne suffit pas, en cas négatif, de détacher le cœur et le thymus, ni même de diviser les poumons en minces parties; il est essentiel, en pareil cas, de comprimer ces fragments *sous l'eau;* ce n'est qu'alors qu'on aura une épreuve complète. Si le tissu pulmonaire a été pénétré d'air *pendant la vie*, il s'échappe, de ces fragments de poumons, du sang et de l'air à l'état de bulles très-petites; si le tissu pulmonaire n'a été pénétré d'air qu'au moyen de l'insufflation, il ne s'en échappe que de l'air et un peu de sang; et si le tissu pulmonaire n'a été pénétré d'air ni naturellement, ni artificiellement, il ne s'en échappe *ni air ni sang*. C'est un fait que nous avons tenu à constater nous-même; et, sur des fœtus nés morts, nous avons vu, en effet, que, divisés en grands ou petits fragments, les poumons comprimés ne donnent ni air ni sang, et bien que leur tissu propre contienne un peu de sang, les doigts compresseurs sont à peine tachés d'une humidité rougeâtre, ou plutôt rosée.

Surnatation des poumons dans l'eau.

La surnatation peut être lente ou rapide, complète ou incomplète. Tantôt, en effet, les poumons, réunis au cœur et au thymus, nagent franchement et complètement, ils remontent même immédiatement sur l'eau lorsqu'on essaie de les enfoncer au fond du vase; tantôt, au contraire, cette masse a une certaine tendance à gagner le fond, tout en se tenant cependant encore dans les couches supérieures du liquide, c'est-à-dire entre deux eaux : dans ce cas, si on en détache le thymus et le cœur, les poumons surnagent franchement. Le premier cas est le plus ordinaire; mais, dans le cas même de surnatation très-franche et très-tranchée, il ne faut pas conclure de là que la masse surnage parce que les poumons ont respiré; il n'y a dans ce fait que la preuve physique de ce que la masse des organes thoraciques a un volume supérieur à son poids, et surnage en vertu de la légèreté spécifique qu'elle doit à la présence d'un gaz qui la distend en partie et augmente son volume sans augmenter sensiblement son poids. C'est qu'en effet, diverses causes peuvent avoir fait pénétrer ce gaz dans les poumons, à savoir : 1° la respiration naturelle; 2° la respiration artificielle; 3° la putréfaction. Nous allons successivement passer en revue ces trois causes.

1° *La respiration naturelle* introduit l'air dans les conduits aériens, et, par suite, produit la dilatation des poumons. Lorsque l'air a pénétré par le fait de la respiration, le poumon contient plus de sang; et si l'on fait des incisions dans un poumon qui a respiré, il en sort du sang et de l'air ou une écume sanguinolente.

2° *L'insufflation artificielle,* susceptible d'introduire l'air jusque dans les dernières ramifications des canaux aériens, peut faire que des poumons qui n'ont pas respiré se comportent, à l'épreuve docimasique, comme ceux qui ont respiré. Il importe donc de pouvoir reconnaître les poumons insufflés. Si ceux-ci ressemblent parfois, au premier abord, aux poumons qui ont respiré, la similitude est loin d'être constante : ils sont ordinairement d'une couleur rosée uniforme, sans marbrures; l'insufflation ne provoque pas aussi largement que la respiration naturelle l'afflux du sang; les bronches et la trachée ne contiennent qu'une petite quantité de mucus spumeux; du poumon incisé, il sort de l'air et à peine quelques gouttes de sang, mais la crépitation est la même dans les deux cas.

L'insufflation est rarement complète, et les poumons, dans ces cas, ne sont pénétrés par l'air que d'une manière inégale; ils présentent alors de petites plaques irrégulièrement disséminées, les unes rosées, les autres de la couleur du foie. Mais il peut arriver aussi que l'air, poussé trop fort, déchire un certain nombre de vésicules pulmonaires, et détermine ainsi un emphysème artificiel, auquel Casper donne le nom d'*hypéraérie;* il peut arriver encore, si l'on n'a pris toutes les précautions voulues et mis en usage les instruments spécialement indiqués, que l'insufflation, tout en pénétrant dans les voies aériennes, passe aussi dans le canal digestif, et qu'on trouve l'estomac et les intestins insufflés et distendus par l'air.

Pour résumer en peu de mots les caractères propres à l'insufflation pulmonaire, nous transcrivons ce qu'en dit Casper : « *Crépitation sans écume sanguinolente, quand on incise les poumons; déchirure d'un certain nombre de vésicules, avec hypéraérie; couleur rouge vermeille sans taches marbrées; quelquefois aussi de l'air introduit par mégarde dans l'estomac et les intestins.* »

Nous ne terminerons pas ce qui est relatif à l'insufflation sans faire remarquer que, dans une accusation criminelle, elle est jusqu'à un certain point une preuve disculpante, car il n'est guère admissible qu'on se soit donné la peine d'insuffler de l'air à l'enfant qu'on voulait détruire; il y a également dans ce fait, sinon la certitude, au moins une forte présomption, que l'accouchement n'a pas été clandestin.

3° *Putréfaction des poumons.* — Une première particularité à noter, c'est que la putréfaction des poumons, surtout chez les nouveau-nés, n'a lieu que très-tardivement; cet état a des caractères propres auxquels on peut le reconnaître facilement, encore bien que dans son premier degré ils ne soient pas aussi tranchés que dans le second.

Le premier degré, que quelques auteurs ont à tort désigné sous le titre d'*emphysème pulmonaire des nouveau-nés*, n'est, en réalité, qu'un *emphysème putride.* Dans cet état, le poumon, qui peut avoir conservé à peu près sa forme, présente des bulles disséminées dans le tissu cellulaire interlobulaire; de la dimension d'un grain de millet, d'un petit haricot quelquefois, ces bulles d'air sont isolées ou groupées à la surface du poumon, surtout à sa base. Il faut, dans le cas où les poumons surnageraient, percer chacune de ces petites vésicules, diviser les poumons en petits fragments et presser doucement ces morceaux sous l'eau : par ce moyen, on donnera issue aux gaz putrides qui viendront se dégager à la surface de l'eau en petites bulles d'une odeur fétide. Par cette petite opération, continuée avec soin pendant un certain temps, on parvient à débarrasser le poumon du gaz de la putréfaction, et à le ramener dans ses conditions naturelles et propres à l'épreuve docimasique. S'il surnage alors, c'est qu'il aura respiré; car le poumon d'un fœtus contenant du gaz putride peut bien surnager, mais, une fois débarrassé de ce produit de la putréfaction, il n'est plus susceptible de surnatation.

Dès que le premier degré de putréfaction est dépassé, il n'y a plus d'erreur possible : l'organe perd alors la couleur luisante de son enduit séreux, il devient grisnoirâtre, il dégage une odeur infecte; les poumons ont encore conservé quelque élasticité, mais ils ont considérablement perdu de leur consistance.

Indépendamment des trois grandes causes d'erreur contre lesquelles il faut se tenir en garde dans les épreuves de docimasie hydrostatique, il en est encore deux autres que nous devons signaler. Ainsi, des poumons de fœtus n'ayant pas respiré peuvent avoir été mis dans l'alcool et y avoir séjourné un certain temps avant d'être soumis à l'examen du médecin; il se peut encore que, dans une instruction judiciaire, après une première épreuve négative, ils aient été recueillis et conservés dans l'alcool pour une seconde expertise; celle-ci a lieu cinq ou six jours après; et alors on a vu, en pareil cas, les mêmes organes surnager d'abord et ne gagner le fond du vase que lentement et après avoir été pressés sous l'eau. M. Tardieu rapporte un cas de ce genre observé par le Dr Lacaze (de Château-Thierry).

Il est encore une circonstance qui peut influer sur la densité des poumons, et produire leur surnatation, même en l'absence de toute respiration ou insufflation : c'est la congélation. On trouve, dans le livre de M. Tardieu, la révélation d'un fait de ce genre, aussi curieux dans les détails qu'intéressant par lui-même. Il faudrait, en pareil cas, faire ce que fit le confrère cité par M. Tardieu (M. Herbet, d'Amiens), qui, ayant, en décembre 1863, à éprouver hydrostatiquement les poumons d'un enfant nouveau-né à terme, retiré de la Somme en partie revêtu d'une couche de glace, et entièrement congelé, vit les organes thoraciques, détachés tous ensemble et pesant 80 grammes environ, surnager après avoir été plongés dans un baquet d'eau à température assez élevée cependant pour qu'on pût difficilement y tenir les mains; le cœur se trouvait alors à la partie supérieure et un peu hors de l'eau. La surnatation se produisit également dans l'eau froide. Le péricarde, recouvrant presque entièrement le poumon gauche, contenait une assez grande quantité de glace rougeâtre; le cœur, examiné séparément, était plein de sang congelé, surtout dans les cavités droites. Séparés du cœur et plongés dans l'eau chaude, les deux poumons et le thymus surnagent encore, mais moins complètement; ils restent entre deux eaux; seuls les deux poumons ne surnagent plus dans l'eau chaude ni dans l'eau froide, et gagnent lentement le fond du vase; séparés, le poumon gauche reste submergé, tandis que le droit, surnageant encore, vient affleurer la surface du liquide. Les poumons, non crépitants, ne sont ni emphysémateux, ni en état de putréfaction, mais ils contiennent dans leur épaisseur de petits glaçons qui s'écrasent entre les doigts, et ce n'est qu'après être resté dans l'eau chaude pendant cinq à six minutes que le poumon droit cesse de surnager et s'enfonce à son tour.

La conduite si intelligente et si pratique de M. Herbet indique ce qu'il y aurait à faire en pareil cas; c'est-à-dire, après une première épreuve d'ensemble, soumettre à l'action suffisamment prolongée de l'eau chaude les poumons séparés du cœur et du thymus, afin de dissoudre les glaçons qu'ils contiennent et qui les faisaient surnager accidentellement, en vertu de leur légèreté spécifique, bien que ces poumons n'eussent pas respiré.

Avons-nous besoin de dire que la même opération, à chaud ou à froid, est le moyen de débarrasser les poumons imbibés d'alcool de cette cause d'erreur et de les ramener à leurs conditions primitives?

Nous ne pouvons résumer la question de la surnatation d'une manière plus précise et plus autorisée, qu'en citant textuellement ce que dit M. Tardieu : « La conclusion médico-légale à tirer du fait de la surnatation des organes extraits de la poitrine du nouveau-né est celle-ci : lorsque les poumons surnagent, soit en masse, soit isolément, entiers ou divisés, et qu'ils ne sont ni pourris, ni insufflés artificiellement, ni congelés, ni macérés dans l'esprit de vin, il est permis d'affirmer que l'enfant a respiré, et que, par conséquent, il a vécu. »

Nous ne parlerons de la respiration utérine, ou vagissement utérin, que pour dire que cette respiration, qui ne peut être niée d'une manière absolue, est toujours fort incomplète, et quoiqu'elle soit accompagnée du cri particulier désigné sous le nom de vagissement, les poumons en conservent à peine la trace; ils restent à l'état fœtal, ou ne sont que très-partiellement pénétrés par l'air. En un mot, cette respiration est sans valeur en médecine légale.

Il ne suffit pas cependant d'étudier les résultats affirmatifs de la docimasie, il faut aussi en apprécier les résultats négatifs.

Lorsque la masse des organes thoraciques, ou les poumons séparés du cœur et du thymus, coupés par fragments, plongés et comprimés sous l'eau, ne surnagent pas, il y a là une preuve physique que leur poids spécifique est supérieur à celui de l'eau, et qu'à l'inverse de ceux qui surnagent, ils n'ont pas été pénétrés par l'air. Ce résultat anatomique peut dépendre de l'une ou l'autre des trois conditions anatomiques suivantes : 1° la persistance de l'état fœtal des poumons; 2° l'augmentation de densité de leur tissu par une altération pathologique;

3° la désorganisation du poumon par une putréfaction avancée ou autre cause.

1° Le nouveau-né peut venir au monde dans un état de mort apparente, pendant lequel il ne respire pas, bien qu'il soit vivant. Il est encore des cas dans lesquels l'enfant ne respire pas, ou respire trop faiblement pour que l'air puisse pénétrer ses poumons, soit par suite de naissance avant terme, de grande débilité, d'atteinte profonde subie par les forces vitales pendant le travail de l'accouchement, soit par quelque vice de conformation, ou par l'obstruction des bronches produite par l'épithélium pulmonaire. On voit quelquefois, en effet, les bronches, et surtout les dernières ramifications des tubes bronchiques, remplies et comme obstruées par cet épithélium; il y a là évidemment une grave lésion de ces organes qui peut non-seulement gêner la respiration, mais la rendre impossible.

Cette lésion, disent MM. Lorain et Robin (*Mémoires de la Société de biologie,* 1854), consiste essentiellement en une réplétion des canalicules pulmonaires ou respirateurs par l'épithélium pavimenteux de ces conduits, qui les rend imperméables à l'air, soit par inspiration au moment de la naissance, soit par insufflation après la mort.

Chez ces enfants, les poumons sont restés à l'état fœtal et ne surnagent pas; mais, dans d'autres cas, des enfants nés avant terme, chétifs, malades ou mal conformés, peuvent venir au monde vivants, exécuter des mouvements, crier même, et non-seulement pendant quelques instants, mais pendant plusieurs heures, un jour et même plus, sans que l'air ait pénétré dans leurs poumons, qui, à l'autopsie, ne présentent d'autres caractères que ceux de l'état fœtal et ne surnagent pas à l'épreuve hydrostatique.

En résumé, et pour nous en tenir à notre programme, nous disons, avec tous les auteurs les plus dignes de confiance, que, lorsque les poumons ne surnagent pas, l'enfant n'a pas respiré, ou, du moins, n'a pas respiré dans l'acception légale du mot; mais il ne s'ensuit pas qu'il ne soit pas né vivant; et si, à l'autopsie, on trouve des ecchymoses sous-pleurales, disséminées à la surface des poumons, on aura là un indice attestant que l'enfant a vécu pendant un certain temps, et qu'il y a eu, en quelque sorte, lutte entre la mort et la vie.

2° L'augmentation de densité du tissu pulmonaire par altération pathologique n'a pas besoin d'être démontrée; il suffit de l'indiquer; disons seulement qu'à l'état d'atélectasie ou d'hépatisation et splénisation dont nous avons déjà parlé, il faut ajouter les productions morbides caractéristiques de la syphilis congénitale.

En général, les poumons malades sont plus volumineux qu'à l'état fœtal, leur couleur est moins uniforme, et, lorsqu'on les incise, il en sort une plus grande quantité de sang et d'écume sanguinolente; enfin, ils ne sont presque jamais envahis dans leur totalité, et si on les divise en petits fragments, pour peu que l'enfant soit né vivant et qu'il ait respiré, on verra surnager des portions de poumon, et les parties affectées iront au fond du vase.

3° La désorganisation du poumon par une putréfaction avancée. Nous avons parlé plus haut d'un premier degré de putréfaction, improprement désigné sous le nom d'emphysème pulmonaire par quelques auteurs allemands, et nous avons dit qu'en cet état le poumon devenait plus léger par les bulles d'air développées à sa surface; il n'en est plus ainsi dans un degré plus avancé; la trame du poumon est désorganisée, sa structure a disparu, il est ramolli et réduit à une espèce de putrilage; il ne contient plus d'air, quand même il y en aurait eu d'introduit par la respiration, et, plus dense que l'eau, il se précipite au fond du vase dans lequel on le plonge.

Nous avons en ce moment un écueil personnel à éviter : nous ne devons pas sortir des limites de notre programme; et, cependant, nous devons traiter la question posée, d'une manière complète. Nous avons donné un certain développement à la question de la respiration, parce que nous regardons cette fonction comme le vrai critérium de la viabilité, et en cela nous sommes d'accord avec l'opinion générale; car il est admis par tous les médecins à peu près, que « *vivre, c'est respirer; ne pas avoir respiré, c'est ne pas avoir vécu.* »

En médecine légale, en effet, il n'y a de vie réelle, de vie dont l'existence puisse être démontrée, que la vie avec respiration et indépendante de la mère; aussi, la question suivante : « *Est-il nécessaire que l'enfant ait complètement respiré pour qu'il soit réputé avoir vécu?* » soumise, en 1838, à plusieurs médecins célèbres, dans une affaire civile portée devant le tribunal de Dinan, fut-elle résolue par l'affirmative dans une consultation motivée donnée par Marjolin, Roux et Marc, d'accord dans leurs conclusions avec l'opinion déjà émise par Orfila, mais en opposition avec deux médecins de la localité, dont l'avis était appuyé par une consultation de Velpeau.

Aujourd'hui, la question nous paraît tranchée; on ne peut admettre qu'un enfant ait vécu, dans le sens légal du mot, bien entendu, tant que sa respiration ne s'est pas bien établie; et cependant nous allons aborder une question qui semble en opposition avec cette loi. Mais les développements mêmes dans lesquels nous allons entrer prouveront une fois de plus que la vie avec respiration soutenue et prolongée est la seule admissible en médecine légale, et que, sans nier une courte vie sans respiration *post partum*, il faut encore dire avec Galien : « *In confesso est respirationem a vità, et vitam a respiratione, separari non posse; adeo ut vivens omnino spiret, et spirans omnino vivat;* » et s'il fallait étayer notre opinion de celle d'un célèbre jurisconsulte, nous dirions avec Merlin : « Il n'y a que la respiration complète qui constitue la vie. »

CHAPITRE IV.

DES SIGNES TIRÉS DE LA PERSISTANCE DE LA CIRCULATION, ET DE L'ÉTAT DU SANG.

Lorsque le nouveau-né ne respire pas et qu'il donne cependant des signes de vie, ce ne sont plus les organes de la respiration qui peuvent éclairer le médecin légiste par les modifications que leur aura imprimées l'établissement d'une fonction nouvelle, puisque celle-ci n'existe pas; il faut alors chercher ses preuves dans la persistance de la fonction *vitale* par excellence, de cette fonction qui appartient au fœtus aussi bien qu'au nouveau-né, et qui ne cesse qu'avec la vie elle-même, c'est-à-dire la *circulation*.

Alors même qu'il n'y a pas de respiration, que l'enfant est dans un état de mort apparente, il arrive souvent qu'il est vivant néanmoins, puisque des soins appropriés le rappellent à la vie. Quel est l'accoucheur qui n'a rencontré de ces cas dans lesquels la vie de l'enfant n'a été définitivement établie qu'après un temps assez long quelquefois, par l'emploi des diverses manœuvres indiquées en pareil cas, et que nous n'avons pas à rappeler ici? Eh bien! c'est grâce à la persistance de la circulation qui s'accomplit d'une manière régulière, qu'on peut rappeler (nous devrions dire plutôt appeler) l'enfant à la vie.

Bien que l'enfant n'ait pas fait de mouvements, qu'il n'ait pas crié, le sang circule et entretient la vie dans toutes les parties du corps; ce sang est vivant, et, par suite de cet état, il peut fournir des preuves importantes en médecine légale. On sait, en effet, qu'un des caractères du sang qui vit, c'est qu'une fois sorti des vaisseaux et soustrait au mouvement de la circulation, il se coagule immédiatement et se prend en caillots plus ou moins volumineux; cette propriété de coagulation est connue de tous les médecins. Il y a donc une preuve de vie dans la coagulation du sang extravasé; et, dans les rapports sur des blessures présumées causes de mort, le médecin s'attache avec raison à étudier l'état du sang épanché dans les environs des blessures, et à s'assurer s'il y a des ecchymoses, signe incontestable que la blessure a été faite sur le vivant, ou s'il n'y a au contraire qu'une simple extravasation sanguine, signe certain que la blessure n'a été faite qu'après la mort.

Ce que nous venons de dire des blessures en général s'applique ici parfaitement aux cas qui nous occupent; et, dans les cas analogues, les médecins légistes les plus compétents n'ont pas hésité, d'après des preuves manifestes, à conclure qu'un nouveau-né dont les poumons ne surnageaient pas, mais autour des blessures duquel on constatait la présence de sang coagulé, avait été tué vivant, bien qu'il n'eût pas respiré. « En 1838, M. Devergie faisait, avec M. le Dr West, l'autopsie d'un enfant nouveau-né qui portait deux blessures à la tête, l'une intéressant la peau, l'autre ayant traversé le pariétal gauche; au voisinage de la première, située sur l'occiput, on trouvait une large ecchymose, avec sang infiltré dans le tissu cellulaire sous-cutané; dans la blessure du bord supérieur du pariétal, l'instrument avait ouvert le sinus longitudinal de la dure-mère; du sang s'était épanché entre les deux lobes du cerveau; le cervelet avait été contus, et offrait deux caillots de sang coagulé à sa base et dans sa propre substance; les poumons, soumis à toutes les épreuves docimasiques, ne surnageaient pas. »

Nous avons tenu à citer cette observation textuellement, parce qu'elle est une démonstration qui nous dispense de plus longs commentaires sur ce sujet, surtout en ajoutant que M. Devergie l'intitule : « *Fait d'infanticide sur un enfant qui n'avait pas respiré.* »

Ollivier (d'Angers), qui, dans le même temps, s'est beaucoup occupé de cette question, et, de nos jours,

M. Tardieu, partagent entièrement l'opinion de M. Devergie, et ce dernier réfute avec raison l'opinion de Casper qui, avec sa vivacité ordinaire, rejette absolument cette preuve, confond l'infiltration sanguine avec la coagulation, et adresse sur ce sujet des reproches injustes à nos médecins légistes.

« Toutes les fois que, même sur un enfant qui n'aurait pas respiré et dont les poumons sont encore à l'état fœtal, on trouve des lésions traumatiques, des blessures au voisinage desquelles le sang est coagulé, on peut sans hésiter admettre qu'elles ont été faites du vivant de l'enfant, et que, par conséquent, celui-ci a vécu hors du sein de sa mère; et la question de savoir si l'enfant est né vivant reçoit par ce fait une solution positive en dehors et en l'absence des preuves fournies par l'établissement de la respiration et la docimasie pulmonaire. » (Tardieu, *De l'infanticide.*)

Nous avons voulu citer textuellement l'opinion de M. Tardieu, afin de nous élever contre celle de Casper qui dit à ce sujet que : « On doit être prévenu contre l'opinion de M. Devergie, étonnante dans la bouche d'un praticien aussi distingué, qui dit que la présence du sang coagulé, soit à la tête, soit dans une autre partie du corps, constitue la preuve que la blessure a été faite sur un enfant vivant. »

De la vie sans respiration.

Casper ne nie cependant pas la vie sans respiration : il reconnaît que son existence est incontestable, et dit lui-même qu'on voit tous les jours des enfants qui naissent avec toutes les apparences de la mort, ne respirant pas, et qui sont bientôt par les secours de l'art rappelés à la vie et à la respiration.

Nous l'avons déjà dit : il n'est pas d'accoucheur qui n'ait été témoin de pareils cas, et il nous est arrivé plusieurs fois de ne rappeler les nouveau-nés à la vie, ou, pour parler plus logiquement, de n'appeler la vie chez des nouveau-nés qu'après trente et quarante-cinq minutes de soins appropriés et connus de tous les accoucheurs. Mais il est des cas de ce genre dans lesquels il y a eu une persistance étonnante de la vie sans respiration ; telles sont deux observations citées par Maschka (Prague, 1854) : la première concerne un enfant né sans témoins et enterré, qui fut rappelé à la vie sept heures après sa naissance ; la seconde est l'histoire d'un enfant né avec les apparences de la mort, mais dont on pouvait percevoir de très-légers battements du cœur, et qui resta dans cet état pendant vingt-trois heures.

Avant les observations de Maschka, des médecins français avaient déjà cité des cas tendant à établir que l'enfant sorti vivant du sein de sa mère peut encore continuer pendant quelque temps la vie intra-utérine ou une vie extérieure imparfaite sans respiration. Tel est le cas cité par Rigaudeaux et reproduit dans les traités de médecine légale. Ce chirurgien, de Douai, pratiqua (en 1745) la version *post mortem* chez une femme à terme, déjà morte depuis deux heures ; il amena un enfant qui ne donna signe de vie qu'au bout de trois heures de soins incessants ; et, pour compléter l'intérêt de cette observation, la mère, que Rigaudeaux laissait en état de mort, mais dont les membres conservaient encore leur souplesse, fut, sur sa recommandation, entourée de soins à son tour et rappelée à la vie qui semblait l'avoir abandonnée depuis huit heures. (La mère et l'enfant vivaient en 1748.)

Comme pendant à la première observation de Maschka et à une de celles que nous citerons tout à l'heure, nous allons en rapporter une d'une authenticité incontestable ; elle a eu de nombreux témoins et est attestée par enquête judiciaire : le détail en est consigné dans le tome XIII du *Journal de médecine et chirurgie pratiques*, année 1842.

L'observation est de M. le docteur Jacques Poilroux ;

il s'agit d'une femme mariée depuis dix ans, vivant en mauvaise intelligence avec son mari. Cette femme fut prise de douleurs dans un champ qu'elle labourait avec des bœufs; elle accoucha auprès d'un mur, et enterra son enfant dans le sillon qu'elle venait de labourer.

L'enfant, né à terme, resta pendant trois heures sous une épaisseur de terre de 25 centimètres; il importe, pour l'appréciation du fait, de faire remarquer que la terre venait d'être remuée et était échauffée par un beau soleil d'automne. La belle-sœur de cette femme, soupçonnant, d'après des indices significatifs, ce qui venait d'avoir lieu, alla visiter les sillons, et fouillant à l'aide d'une pioche une saillie révélatrice, en retira un enfant qui, à peine à l'air libre, fit entendre de petits cris et ne tarda pas à respirer et à crier librement; il avait été placé sur le ventre, le dos en l'air; le cordon, non lié, n'avait pas donné d'hémorrhagie. La mère ne fut délivrée qu'un certain temps après qu'on lui eut rapporté son enfant qu'elle allaita et qui vivait encore deux ans après, époque de la publication (1).

En novembre 1864, M. le Dr Bardinet, de Limoges, a lu à l'Académie de médecine un mémoire ayant pour titre : « *De la vie sans respiration chez les enfants nouveau-nés.* » Dans ce travail, l'auteur cite trois observations dont l'une est le pendant de la première de Maschka; dans celle de M. Bardinet, l'enfant, né en état de mort, a pu néanmoins conserver la vie, bien qu'il eût été enterré et qu'il fût resté pendant quatre heures sous une couche de terre de 23 centimètres, puisqu'un témoin assure avoir entendu un cri au moment où on a mis le corps à découvert. M. Bardinet ne pense pas que cet enfant eût respiré avant d'être inhumé, ni pendant qu'il était sous terre. Dans une autre observation, il s'agit d'un enfant né à huit mois, qui a vécu *quinze*

(1) Nous regrettons que l'auteur n'ait pas donné le nom, sinon de la localité, au moins du département où le fait a eu lieu.

heures, et qui n'avait fait entendre que de petits cris provenant de la gorge; il n'avait pu crier franchement. A l'autopsie, les poumons, plongés dans l'eau entiers ou divisés, sont toujours allés au fond du vase. Ajoutons toutefois que M. Devergie, dans son rapport sur le mémoire de M. Bardinet, regrette qu'il ne soit pas dit si chaque fragment de poumon a été comprimé entre les doigts, *sous l'eau,* puis abandonné à lui-même. L'autre observation a trait au cadavre d'un enfant de six mois jeté dans un égout. La docimasie hydrostatique dénota l'absence de respiration; et cependant, comme dans les cas de MM. Devergie et West, il y avait au cuir chevelu, à la suite de morsures par les rats, une ecchymose nettement dessinée et accompagnée d'épanchement de sang coagulé sur les hémisphères du cerveau. Il est évident, malgré la négation de l'épreuve docimasique, que les lésions dont on a constaté les effets sur le cadavre de cet enfant, avaient dû être faites pendant qu'il était vivant.

Dans les trois observations de M. Bardinet, il s'agissait d'enfants nés avant terme et par une température élevée : au mois d'août.

Nous allons nous-même citer un fait qui, sans nous être personnel, nous est parfaitement connu; il diffère de ceux de M. Bardinet par l'état de la température et l'âge du nouveau-né. Celui dont il s'agit était à terme.

Dans l'hiver de 1846, au mois de janvier, si notre mémoire est fidèle, un de nos confrères de Paris fut appelé, vers le soir, dans une famille de petits rentiers du Marais dont la fille unique, déjà majeure, était sur le point de devenir mère, sans être mariée; depuis que les parents, vieillards honorables, avaient connu l'état de leur fille, ils ne lui avaient pas permis de sortir, tant ils étaient affectés du déshonneur auquel ils allaient être exposés. La demoiselle elle-même était, malgré tout, digne d'intérêt.

Après un travail assez long, l'accouchement se termina par la naissance d'un enfant de force moyenne, mais qui ne donnait pas signe de vie. Fit-on des tentatives pour appeler la vie? je l'ignore, mais je suis porté à penser que, si on en fit, elles ne furent pas très-prolongées, car les parents de l'accouchée, ne s'occupant toujours que de leur honneur compromis, et voyant dans la mort de l'enfant le moyen de tout sauvegarder, prièrent le médecin de leur venir en aide dans cette grave occurrence et de sauver l'honneur de leur fille et le leur, en emportant le cadavre de l'enfant *qu'il conserverait dans l'esprit-de-vin.*

En raison de la désolation de cette famille dont l'honorabilité lui était connue, le médecin se laissa attendrir; il prit le fœtus enveloppé seulement d'un linge, le mit sous son manteau, et vint porter le petit corps à la pharmacie de M. Dubart, rue de Vendôme, 11 (aujourd'hui rue Béranger). Ceci se passait en pleine nuit; M. Dubart était couché. Enfin notre confrère peut entrer; il dépose son embarrassant fardeau sur un comptoir de marbre, et va, avec le pharmacien, chercher au grenier un bocal convenable pour recevoir l'enfant. On descend, on pose le bocal sur le comptoir et on l'emplit d'eau, afin de ne mettre d'alcool qu'un volume égal à celui de l'eau qu'il contiendrait encore après l'immersion du corps; tous ces préparatifs achevés, le médecin prend l'enfant par un pied et le plonge dans le bocal plein d'eau froide; au contact du liquide, l'enfant fait un mouvement, non-seulement senti par le médecin, mais même vu par M. Dubart. On retire l'enfant, dont la respiration commence à s'établir et vient augmenter les péripéties de notre confrère, qui, sorti de chez ses clients avec un enfant mort, y retourne avec un enfant vivant.

Il est inutile de décrire ici la scène du retour et la stupéfaction de ces pauvres gens; disons seulement que, quoiqu'il respirât complètement, l'enfant mourut vers le sixième jour. Il s'était écoulé à peu près trois heures entre sa naissance et son éveil à la vie par l'immersion dans l'eau froide. (Ces détails nous ont été transmis par le médecin de l'état civil qui constata le décès et qui les tenait de l'accoucheur.)

Nous avons longuement insisté sur les signes que l'autopsie seule permet de recueillir; mais avant d'aborder les épreuves dont nous avons parlé, nous avons dit qu'il fallait auparavant examiner l'état extérieur du corps dans tout son développement. Il peut arriver, en effet, qu'on aperçoive à première vue des vices de conformation incompatibles avec la vie; mais, à moins de cas bien tranchés, tels que les éventrations abdominales, la cyclopie, l'encéphalocèle, l'hydrorachis siégeant à la région cervicale, et d'autres lésions congénitales qui sont bien connues, il faut toujours recourir à l'autopsie; ce n'est que par cette opération qu'on pourra confirmer les cas probables de non-viabilité, comme l'ascite, l'hypertrophie du foie, et les cas douteux, comme l'imperforation anale, curable s'il n'y a qu'une simple occlusion du rectum, incurable si cet intestin manque, ce qui a lieu quelquefois, ou même s'il n'atteint pas l'orifice anal.

Nous avons eu occasion de voir un cas d'occlusion du méat urinaire chez un petit garçon; mais il n'y avait qu'un léger diaphragme membraneux qu'il fut facile d'inciser et de détruire.

Nous regardons comme inutile de donner ici l'énumération de tous les défauts d'organisation qui sont incompatibles avec la viabilité; il n'est pas de médecin qui ne puisse, quand il les rencontrera, les connaître et en apprécier la valeur. Mais, encore une fois, il faut, pour se prononcer avec certitude, faire des autopsies complètes et examiner avec soin les organes principaux. On lit dans un traité de médecine légale que ce ne fut qu'à l'autopsie que l'auteur découvrit qu'un enfant bien conformé d'ailleurs était *anencéphale*. Nous ne pouvons ici dissimuler notre étonnement, nous devons l'avouer. Nous avons, dans l'exercice de nos fonctions de médecin de l'état civil, vu quelques anencéphales; et ces enfants, ou plutôt ces fœtus, car, sur six cas observés, pas un n'était né vivant, bien qu'ils eussent tous atteint le terme de la viabilité et même trois d'entre eux avaient dépassé le septième mois, eh bien, dès qu'on nous découvrait ces petits monstres, nous étions tout d'abord averti de leur état anormal par la conformation de leur tête.

Chez les *anencéphaliens,* en effet, le front manque totalement; les yeux sont volumineux, très-saillants et placés au point le plus élevé de la tête, puisqu'ils n'ont pas de front, et la tête est enfoncée entre les épaules au point que les oreilles reposent sur celles-ci et le menton sur la poitrine. Nous sommes porté à penser que, dans le cas cité, il y avait atrophie du cerveau et non une véritable anencéphalie. Ces enfants peuvent vivre quelques heures, quelques jours même; mais un véritable anencéphale n'est pas viable.

Il serait oiseux de parler des acéphales; le mot, par son étymologie, porte avec lui sa démonstration. Quant à l'hydrocéphalie, si elle n'a pas été un cas mortel de dystocie, elle n'est pas incompatible avec la viabilité, non plus que certains états d'épaississement des os du crâne, cas moins graves que l'induration du cerveau.

Les musées anatomiques nous fournissent de trop nombreux exemples de monstruosités qui ne constituent pas de plein droit la non-viabilité, mais qui ne sont pas en état de remplir les divers actes de la vie civile, et qui, cependant, peuvent vivre au moins pendant un certain nombre d'années. Ainsi, nous avons vu un enfant ectromèle, réduit au tronc, vivre dix-huit mois; nous avons constaté le décès d'un monopode né vivant.

Ce sont là des anomalies qui, lorsqu'elles se présentent, doivent être jugées d'après les lois de l'anatomie et de la physiologie; c'est au médecin à dire, d'après la lésion, s'il y a ou s'il n'y a pas viabilité, et aux tribunaux à prononcer.

Nous croyons avoir abordé et développé d'une manière suffisante les points importants qui doivent attirer l'attention et les investigations du médecin légiste. Après avoir cherché à intéresser l'esprit, par l'exposition et la discussion des faits, nous allons nous adresser à la mémoire, afin de donner à nos lecteurs, si tant est que nous en ayons, la facilité de retenir sans difficulté les notions principales dont ils peuvent avoir à faire l'application; et, pour cela, nous allons résumer ce que nous avons dit dans ce mémoire, en insistant cependant sur quelques points qui n'ont été qu'indiqués.

CHAPITRE V.

RÉSUMÉ DES SIGNES PROPRES A ÉTABLIR QUE L'ENFANT EST NÉ VIVANT.

Les longs développements dans lesquels nous sommes entré sur la docimasie hydrostatique établissent évidemment que cette épreuve a une importance capitale et qu'elle domine toutes les autres par ses résultats; mais, en raison même de sa valeur spéciale, il faut bien en préciser la portée. Ainsi, il ne faut pas de prime abord, du fait de la surnatation ou de la submersion, conclure que l'enfant a vécu ou qu'il est né mort; il faut encore se reporter à l'état des poumons et tenir compte de leur position dans le thorax, de leur couleur, de leur structure, du développement des vésicules pulmonaires, s'assurer si ces organes ont été insufflés artificiellement, s'ils sont en état de décomposition, s'ils contiennent des gaz putrides, etc.

Il faut, en cas de submersion, établir si les poumons sont franchement à l'état fœtal, ou si leur densité dépend d'une lésion pathologique : hépatisation, induration, atélectasie, ou désorganisation de leur tissu par la putréfaction.

Enfin, on acquiert aussi des preuves que l'enfant a vécu, par la persistance de la circulation et de la coagulation du sang extravasé dans les blessures reçues après la naissance; mais, dans ce cas, il faut, cela va sans dire, qu'on retrouve sur le cadavre des traces de lésions traumatiques.

Il est une question qui est presque toujours posée au médecin en matière criminelle : *L'enfant a-t-il crié?* C'est encore, à défaut de témoins établissant le fait, à l'aide des signes donnés par la respiration, que l'expert pourra répondre à cette question. Le cri du nouveau-né, dit M. Tardieu, « est la manifestation première et nécessaire de l'établissement de la respiration; si celle-ci s'accomplit librement et d'une manière complète, elle s'accompagne de cris répétés, aigus, violents; ces cris appellent l'air dans la poitrine et aident les poumons à se dilater. » Si donc les poumons présentent une dilatation complète et si l'air en a bien pénétré toutes les parties, il ne peut plus y avoir de doute, et, malgré les dénégations d'une mère coupable, on peut affirmer que l'enfant a crié. Il n'y a pas de nouveau-né qui, dans les conditions que nous venons d'énoncer, respire sans crier.

Mais dans les conditions contraires, s'il n'y a qu'une respiration incomplète, avec défaut de développement des poumons, et surtout s'il est avéré que l'enfant, quoique né vivant, est resté dans un état de mort apparente jusqu'au moment où il a péri, on doit conclure que l'enfant n'a pas crié; il a pu faire entendre quelques faibles vagissements, mais il n'a pu pousser le cri caractéristique, ce cri qui, selon la loi prussienne, constitue la *voix claire*, et pour la constatation duquel les anciens législateurs demandaient : *Vox audita inter quatuor parietes domùs*.

Il ne suffit pas, en médecine légale, d'établir que l'enfant est né vivant; il faut encore, autant qu'il est possible, déterminer *combien de temps il a vécu*. En se reportant à ce que nous avons dit à l'article du nouveau-né, on comprendra l'importance de cette question.

Le plus ordinairement, le meurtre de l'enfant suit

immédiatement sa naissance. La mère, qui a caché son état de grossesse, redoutant les cris de l'enfant et craignant qu'ils ne viennent trahir son secret, se hâte de faire périr son enfant, soit en l'étouffant ou autrement. Il n'en est pas toujours ainsi cependant, et quelquefois ce n'est qu'après plusieurs heures, et même plusieurs jours, que l'enfant est mis à mort.

Dans ces cas d'infanticide, la justice a un grand intérêt à être éclairée avec le plus de précision qu'il est possible; et l'expert peut, en général, répondre avec assez de précision à la question posée dans ce paragraphe; pour cela, il faut étudier les changements anatomiques survenus dans l'état de certaines parties du corps de l'enfant, telles que les poumons, la peau, l'appareil ombilical, les ouvertures fœtales et l'état de l'estomac.

Signes tirés de l'état des poumons.

Ce que nous avons dit à l'article de la respiration a déjà élucidé tout ce qui s'y rapporte; aussi ne ferons-nous que résumer cet article en peu de mots, et nous dirons avec M. Tardieu que l'état des poumons ne fournit pas un signe suffisamment sûr pour apprécier si l'enfant a vécu plus ou moins longtemps. Il est facile, en effet, de se rendre compte, d'après ce qui a été dit plus haut, que la dilatation des poumons n'est pas le résultat de la durée de l'acte respiratoire, mais de l'énergie avec laquelle il s'exécute. Chez l'enfant fort, vigoureux, qui respire franchement, il suffit de quelques minutes pour ouvrir les poumons; tandis que l'enfant débile, né avant terme, ou mal conformé, qui ne respire que d'une manière incomplète, peut vivre plusieurs heures sans les dilater complètement. Les poumons resteront même dans l'état fœtal, si l'enfant, sans être complètement privé de vie, s'est définitivement éteint après être resté plus ou moins longtemps dans un état de mort apparente.

Signes tirés des modifications de la peau.

A peine l'enfant est-il né, qu'il s'opère dans sa constitution des modifications qui tiennent au changement du milieu dans lequel il va vivre. La peau présente tout de suite un exemple de ces modifications : ainsi, sur le vivant, dès que la respiration est établie, que la circulation artérielle est en activité, la peau prend tout de suite la teinte rosée signalée par tous les auteurs. Mais quand il s'agit d'un enfant mort, la coloration de sa peau ne peut fournir une signification positive et n'a plus de valeur; aussi n'est-ce pas là qu'il faut chercher ses arguments : il faut alors étudier dans la structure de la peau les modifications que lui imprime la vie nouvelle à l'air libre.

L'enduit sébacé, destiné à protéger la peau contre le contact prolongé de l'eau de l'amnios, n'est plus nécessaire, et serait même nuisible aux fonctions de perspiration que ce tégument va désormais remplir; aussi, bientôt, la peau se débarrasse de cet enduit et des couches épidermiques superficielles qui la recouvrent. Cette transition est l'exfoliation de l'épiderme; c'est là un phénomène constant, qui commence quelquefois dès le premier jour de la naissance, plus ordinairement du deuxième au troisième, et qui est en pleine activité au cinquième jour. Les petites écailles ou pellicules qui constituent cette exfoliation sont trop connues pour avoir besoin d'être décrites; elles se détachent de tout le corps en énéral, mais surtout de la poitrine et du ventre.

Signes tirés de la modification de l'appareil ombilical.

Des diverses modifications que la vie indépendante imprime à la constitution physique du nouveau-né, celle de l'appareil ombilical est une des plus promptes à s'opérer et une des plus significatives au point de vue de la durée et des progrès de la vie extra-utérine : on comprend facilement que, du moment où l'enfant peut vivre par ses propres organes, le lien qui l'unissait à sa mère devient inutile, et l'enfant doit en être débarrassé. C'est ce qui a lieu en effet ; d'abord par la section du cordon, opération toujours faite par une intervention manuelle, soit à l'aide de ciseaux ou tout autre instrument tranchant, soit par rupture à l'aide de traction. Dans le premier cas, la section est nette et laisse apercevoir facilement l'orifice ouvert des vaisseaux ombilicaux ; de plus, il est à noter que lorsque la section n'a pas été faite par un médecin ou une sage-femme, elle n'est jamais au point d'élection ; elle est presque toujours placée trop haut ou, plus rarement, trop près de l'ombilic. Si, au contraire, le cordon a été rompu, la déchirure a lieu plus près du côté placentaire que du côté ombilical, et cette dernière extrémité, inégalement déchirée, est tordue, frangée, comme cela se voit sur tout tissu non ductile et qui n'a cédé qu'à une forte traction ; les vaisseaux sont eux-mêmes rétractés, et on ne les aperçoit plus, comme dans le cas de section faite par un instrument tranchant.

On ne peut aujourd'hui parler du cordon ombilical au point de vue qui nous occupe, sans consulter l'excellente thèse inaugurale de M. le Dr Lorain (juillet 1855). C'est dans cette thèse que nous allons puiser pour mettre en relief les documents importants que le médecin légiste trouvera dans les diverses phases que présente le cordon après la section. Nous avons déjà indiqué les renseignements qu'on peut tirer de la section elle-même, selon la manière dont on y a procédé : la section nette est une présomption en faveur des soins que l'enfant peut avoir reçus ; la déchirure, au contraire, est généralement un indice d'accouchement clandestin.

« Il y a, dit M. Lorain, une partie du cordon extra-abdominale et une partie intra-abdominale ; la limite est, non pas l'ombilic cutané, mais l'anneau fibreux aponévrotique situé profondément. Tout ce qui est en dehors doit se dessécher, se détruire, tomber comme une eschare; les parties situées intérieurement, au contraire, vivront et accompliront un travail actif, vital.

» Aussitôt que le cordon est coupé et lié, un coagulum sanguin ne tarde pas à se former dans les artères du cordon; au bout de vingt-quatre heures, ce caillot occupe le quart ou la moitié de la longueur des artères intra-abdominales, sans adhérer encore aux parois; mais peu à peu, ces caillots, mous d'abord, deviennent plus denses, cylindriques, prennent une apparence fibrineuse et adhèrent fortement aux parois de l'artère, qui, elle-même, n'ayant plus qu'un mouvement de concentration continue, s'y applique par rétraction. Trois ou quatre jours après la naissance, alors que le cordon ombilical se détache et tombe, les vaisseaux abdominaux sont oblitérés; les caillots sanguins qui y sont contenus sont fibrineux et forment des bouchons solides, adhérents de toutes parts et faisant corps avec les vaisseaux qui vont de jour en jour se rétrécissant. La veine est de même obturée et rétractée. »

Ainsi que nous l'avons dit plus haut, la chute du cordon est variable : tardive chez les enfants faibles, elle a lieu plus tôt chez les enfants forts; l'élimination chez ceux-ci s'opère du quatrième au sixième jour, chez les premiers elle n'a lieu que du sixième au huitième jour, et même plus tard quelquefois. Nous avons nous-même vu des enfants dont le cordon ne s'est détaché que le neuvième jour (nous en avons eu deux exemples pendant que nous écrivions ce mémoire); mais, sur plus de douze cents cas, nous n'avons pas vu une seule fois le cordon tomber du deuxième au troisième jour; aussi, sans les révoquer en doute, n'admettons-nous que comme très-exceptionnels les cas de chute du cordon dès le deuxième jour.

Mais, si la chute du cordon ne peut servir de base pour fixer les limites de l'état de nouveau-né, la portion restante présente un champ d'observation du plus haut intérêt pour le médecin légiste, qui doit étudier et suivre avec soin les divers phénomènes qui précèdent et accompagnent son élimination.

Billard, et les auteurs qui ont écrit après lui, prétendent que la dessiccation du cordon cesse aussitôt que la vie s'éteint. M. Lorain et, après lui, M. Tardieu combattent vivement cette assertion. « Le cordon ombilical, dit M. Lorain, *ne vit plus* du moment où le placenta est décollé. Le bout de cordon que porte le nouveau-né ne lui appartient pas, il doit tomber; et il tombe *parce qu'il* ne fait aucunement partie de l'organisation de l'enfant. »

La dessiccation du cordon est un phénomène purement physique. M. Lorain a plusieurs fois détaché des bouts de cordon à la naissance, et les a vus sécher d'autant plus vite qu'ils étaient soumis à une température plus élevée. Ce qui arrête la dessiccation en cas de mort, c'est le froid du cadavre.

La séparation exige un travail éliminatoire; mais ce travail se fait tout entier du côté de l'enfant, et nullement du côté du cordon. Ce n'est donc pas dans la dessiccation du cordon, mais bien dans les *modifications vitales de l'ombilic et des vaisseaux ombilicaux intra-abdominaux* que le médecin légiste doit chercher ses preuves, en suivant avec soin les divers changements que nous avons indiqués tout à l'heure dans l'appareil ombilical *extrà et intrà*.

« Après la chute du cordon, l'ombilic représente une plaie qui tend à la cicatrisation avec d'autant plus d'activité que la santé générale de l'enfant est meilleure; même à l'état normal, il y a toujours du pus dans le cul-de-sac ombilical tant que la cicatrice par adossement n'a pas eu lieu. »

Ce serait dépasser les limites de ce travail que de suivre plus loin les études si intéressantes d'ailleurs de M. Lorain; nous croyons en avoir reproduit les données essentielles: et si nous y avons réussi, nous sommes persuadé que le médecin légiste y trouvera des documents d'une haute valeur et des points de repère précieux pour l'aider, avec d'autres signes déjà indiqués, ou qui vont l'être, à établir avec certitude l'âge extra-utérin du nouveau-né.

Signes tirés de l'état de l'estomac.

Les signes que peut fournir l'examen de l'estomac n'avaient pas été jusqu'à présent indiqués par les auteurs. M. Tardieu y attache, au contraire, une grande importance, et recommande de ne jamais omettre de procéder à cet examen.

« Même chez les enfants mort-nés, l'estomac n'est pas vide ; il contient une matière visqueuse plus ou moins épaisse, non aérée, dont la couleur varie suivant l'état de conservation du corps : tantôt d'un bleu sale, tantôt d'un jaune-brun, tantôt violacée et tirant sur la teinte lie de vin, lorsque la décomposition commence à se prononcer. Si l'enfant est né vivant, mais qu'il ait été tué immédiatement après sa naissance, les choses présentent encore le même aspect, c'est-à-dire que l'estomac ne renferme rien autre chose que des mucosités glaireuses, blanchâtres ou diversement colorées, telles que je viens de les décrire, » dit M. Tardieu.

Quand l'enfant a vécu un peu plus longtemps, avec la respiration s'établit aussi une fonction nouvelle qui s'exerce instinctivement : c'est la déglutition, qui porte dans l'estomac les liquides sécrétés dans la bouche où ils se sont mêlés avec l'air. Si l'enfant a vécu un peu au-delà du moment où la respiration s'est établie, on trouve dans l'estomac, non plus seulement des mucosités visqueuses, mais des mucosités spumeuses, en même temps que de la salive mêlée d'air ; et pour que ces phénomènes se produisent, M. Tardieu estime qu'il ne faut pas plus de dix à quinze minutes.

Si l'enfant n'a pas péri immédiatement après la naissance, il peut arriver (mais ces cas doivent être rares) qu'on trouve dans l'estomac du lait plus ou moins complètement digéré; circonstance importante à noter, dont nous n'avons pas ici à tirer les déductions : c'est à l'expert de constater le fait matériel, à la justice de l'apprécier.

Dans les cas d'immersion, dans les cas d'enfouissement dans des matières liquides ou pulvérulentes, la présence dans l'estomac de ces matières et la quantité qu'il en contient sont encore un indice propre à démontrer, jusqu'à un certain point, la durée de la vie du nouveau-né, et, par conséquent, la viabilité dont il était doué.

Nous ne ferons qu'indiquer *l'oblitération des ouverture fœtales*. On sait que le canal veineux, le canal artériel et le trou de Botal, n'ayant plus de fonction à remplir dès que la circulation omphalo-placentaire est remplacée par la circulation propre de l'enfant, s'oblitèrent successivement du dixième au quinzième jour; mais il n'y a aucun indice certain à tirer de ce fait; d'abord, parce que le terme de l'oblitération n'a rien de constant et peut même manquer tout à fait, ainsi qu'on le voit quelquefois; en somme, ces recherches sont trop minutieuses et trop incertaines dans leur résultat pour qu'on ait à s'en occuper.

Il est encore un fait signalé par tous les auteurs, qui ne nous paraît pas mériter l'importance qu'on lui a donnée : c'est *l'évacuation du méconium*. Cette évacuation, qui est censée ne s'opérer qu'après la naissance, ce qui est la règle en effet, peut très-bien, et on le voit assez souvent, s'opérer pendant l'accouchement. Il n'y a donc pas un signe certain dans la vacuité de l'intestin; mais quand il est rempli par le méconium, on peut induire de sa présence que l'enfant était à terme et qu'il a péri bien peu de temps après sa naissance.

Signes tirés des progrès de l'ossification.

Nous arrivons à un des signes les plus constants et

les plus précis que l'on puisse invoquer pour établir, non-seulement la maturité du nouveau-né, mais encore pour savoir avec certitude s'il a vécu : nous voulons parler du point d'ossification de l'extrémité inférieure des fémurs. Cette découverte, de la plus haute importance en médecine légale, dit Casper, est due à Béclard, qui l'a signalée en 1819. Le professeur de Berlin donne dans un tableau le résultat de ses recherches, au nombre de 125, et fait d'abord remarquer que, « tandis que tous les autres os sont encore à l'état de cartilage jusqu'après la grossesse, on remarque, dès la seconde moitié du dernier mois de vie intra-utérine, qu'il se forme à l'extrémité inférieure du fémur un noyau d'ossification. »

Il serait superflu de reproduire ici le tableau de Casper; nous dirons seulement que, d'accord avec les observations d'Ollivier (d'Angers) et celles de M. Tardieu, elles donnent pour résultat que le noyau d'ossification a de 1 à 2 et 4 millimètres sur 5, à terme. Il faut cependant ici tenir compte des variations que peut éprouver ce point osseux dans ses dimensions, suivant la constitution du nouveau-né et la forme des os; mais ce qui est certain, dit M. Tardieu, « c'est que ce noyau osseux va en s'accroissant, et que, lorsqu'il dépasse dans son plus grand diamètre 5 ou 6 millimètres, on est en droit de conclure que l'enfant né à terme a vécu plusieurs jours après sa naissance. » Et dans notre thèse, nous ajouterons que le point osseux arrivé à ce développement est un signe probable de viabilité, d'autant plus important qu'il n'est pas altéré par la putréfaction. Nous n'avons pas à suivre plus loin les progrès d'ossification du point épiphysaire qui, au-delà de vingt jours, est de 7 millimètres sur 5, et, à neuf mois, de 15 millimètres sur 12.

Nous n'avons pas besoin d'insister pour faire apprécier l'importance des signes que nous venons d'indiquer. Ce ne sont pas des signes de viabilité, absolument parlant; mais, en médecine légale, prouver que l'enfant a vécu de la vie extra-utérine, c'est prouver qu'il pouvait vivre, à moins qu'il ne soit atteint de quelque vice de conformation ou lésion congénitale; et ces preuves, on les trouvera dans les signes fournis par l'examen de l'estomac et des vaisseaux ombilicaux d'abord, et dans le développement du noyau osseux dont nous venons de parler.

Pour résumer les signes propres à établir *combien de temps l'enfant nouveau-né a vécu après sa naissance,* nous allons transcrire le tableau suivant, dans lequel l'auteur, M. Tardieu, ne fait entrer que les signes auxquels il a reconnu quelque valeur :

1° De quelques minutes à quelques heures..................................	Réplétion de l'estomac par un liquide spumeux, et formation d'un caillot dans les vaisseaux du cordon.
2° Après six heures.........................	Oblitération des artères ombilicales.
3° Après le premier jour.........	Commencement du travail d'élimination du cordon.
4° Après le deuxième jour.............	Commencement de l'exfoliation de l'épiderme.
5° Après le quatrième jour............	Chute du cordon.
6° Du sixième au dixième jour........	Oblitération des ouvertures fœtales.
7° Après le dixième jour................	Accroissement des dimensions du point osseux épiphysaire des fémurs au-delà de 5 à 6 millimètres de diamètre.

On trouve dans les auteurs bien des signes de la maturité du nouveau-né, sur lesquels, à l'exemple de M. Tardieu, nous n'insisterons pas, parce qu'ils sont par eux-mêmes sans valeur réelle; mais, comme, après tout, ils ont une valeur relative, nous allons les indiquer, ne serait-ce que pour ne pas encourir le reproche de ne les avoir pas signalés; nous trouverons là en même temps l'occasion d'ajouter quelques réflexions ou observations personnelles.

1° Et d'abord, nous dirons que la peau, dont nous avons déjà parlé, nous paraît susceptible de fournir plus de renseignements qu'elle n'en donne aujourd'hui, lorsque l'histologie en aura étudié les éléments avec un œil plus investigateur que n'a pu le faire jusqu'à présent l'anatomie avec le scalpel. Ainsi, s'il est vrai que la matière colorante provienne du sang, c'est la chimie et l'histologie qui peuvent déduire de là des appréciations qui auront peut-être une valeur prépondérante sur les signes qu'on en tire aujourd'hui.

2° L'enfant à terme ne présente plus le duvet fœtal; on en trouve seulement des restes aux épaules, et encore cela n'est-il pas constant.

3° La tête est ordinairement couverte de cheveux dont la longueur et l'épaisseur sont très-variables; ces deux conditions sont en général plus développées chez les enfants bruns.

4° Les articulations sont peu mobiles; la longueur de la grande fontanelle est de deux centimètres à deux centimètres et demi.

5° Quant aux dimensions du corps, nous en avons dit ce qui est essentiel; nous n'entrerons pas dans d'inutiles détails.

6° Les ongles de l'enfant né à terme sont cornés et non membraneux; ils atteignent l'extrémité des doigts des mains, mais non celle des pieds.

7° Les cartilages des oreilles et du nez sont assez fermes et ne présentent plus la sensation membraneuse.

8° La membrane pupillaire a disparu.

9° Les testicules sont ordinairement descendus dans le scrotum.

10° *Les grandes lèvres* des filles se referment, et cachent le clitoris et le vagin.

11° Les auteurs de médecine légale parlent en général de la longueur du cordon qui est ordinairement égale à celle du corps; mais nos propres observations nous ont démontré trop de variabilité à cet égard pour que nous y attachions la moindre importance, et, du reste, l'expert a rarement le cordon entier à sa disposition.

12° On signale aussi la présence du méconium dans le

gros intestin, et celle de l'urine dans la vessie; mais celle-ci peut, comme nous l'avons dit du méconium, avoir été évacuée pendant le travail. L'absence de ces deux produits ne prouve donc rien, bien que leur présence ait une valeur relative.

13° Les épreuves du foie, proposées par Daniel, Bernt, etc., sont très-compliquées, d'une exécution difficile et sans valeur réelle; il importe cependant de ne pas oublier que le poids du foie diminue par le fait de la respiration; mais encore faut-il que cette fonction ait été prolongée et active.

14° On semble admettre que les poumons du fœtus ne contiennent pas de sang : c'est aller trop loin, et cette assertion ne doit pas être prise à la lettre. Le poumon, comme les autres organes, est nourri par des artères qui lui fournissent le principe de l'assimilation; seulement, quand les poumons n'ont pas respiré, il faut une pression assez énergique pour voir apparaître un peu de sang dans le tissu incisé, tandis que les poumons qui ont respiré laissent écouler le sang presque spontanément. Aussi, Casper a-t-il pu dire avec raison que « c'est surtout l'état écumeux du sang et la crépitation qui sont des indices de vie, car ils manquent à l'état fœtal. »

15° Le cloisonnement qui circonscrit les alvéoles des quatre incisives du maxillaire inférieur est généralement indiqué comme un signe de la maturité du nouveau-né. Sans lui attribuer la même valeur, nous signalerons aussi la petite proéminence que forment sous la gencive les incisives supérieures, proéminence très-marquée pour les deux médianes, dont la forme se dessine parfaitement sous le tissu gingival qui les enveloppe alors tout entières, et qui, plus tard, n'embrassera plus que leur collet.

FIN.

TABLE DES MATIÈRES

CHAPITRE IV.

CHAPITRE V.

Bordeaux. — Imprimerie générale d'Émile CRUGY, rue et hôtel Saint-Siméon, 16.

3

www.ingramcontent.com/pod-product-compliance
Ingram Content Group UK Ltd.
Pitfield, Milton Keynes, MK11 3LW, UK
UKHW021314190726
13839UKWH00007B/1345

9 782329 441924